今だから分かる、

コロナワクチンの真実

世界の実態と日本の現実

Yasufumi Murakami
Toru Yamaji
村上康文×山路 徹

花伝社

今だから分かる、コロナワクチンの真実——世界の実態と日本の現実◆目次

動画の全まとめは、こちらのQRコードから閲覧いただけます
（Daily Motionのサイトに移ります）

はじめに

新型コロナウイルスのパンデミックが2020年に始まってから早いもので、すでに4年が経過しました。これまでのたいていのパンデミックは始まってから3年以内で収束したものがほとんどです。また、パンデミックが収束するためには、隔離政策が成功するか、あるいは感染する可能性のある人が病原菌やウイルスに感染して、多くの人が免疫を持つようになり、いわゆる集団免疫が成立するからです。

ところが今回は「ウイルス感染では集団免疫は成立することはなく、強力なワクチンによる免疫で集団免疫が達成される」という誤った学説が流布されました。その上で人々にワクチン接種をするようにという強力な力がはたらきました。最初に根本的な原則を書いておきますが、RNAをゲノムに持つ変異が多いRNA型ウイルスのパンデミックに対しては、ワクチン接種は慎重に行わなければなりません。というのはヒトの免疫システムにおいては抗原原罪という現象がおきることが知られており、最初に感染拡大したウイルスの抗原を使用して免疫すると、ウイルスが変異して抗原の性質が変化していっても、変異した変異型のウイルスに対しては抗体ができなくなるためです。この現象は免疫のプライミングとも呼ばれており、この現象があるために、下手にワクチン接種を行って多くの人たちが同じ抗原に対する抗体を持つようになることは、感染対策をマクロに見たときには大きなマイナスになり得ます。

私たちの体にはウイルス感染から防御するための3つの免疫の仕組みがあります。最初の防波堤は自然免疫です。これは特異性が低く、怪しげな病原性ウイルスを貪食したり、あるいはウイルスが感染した細胞を破壊したりということを行うことにより体を守る仕組みです。マクロファージやナチュラルキラー細胞などが活躍します。この段階で終わってしまえば抗体はできずに終わります。この防波堤が破られると、次に発動されるのは2種類の免疫の仕組みです。これは体液性免疫と細胞性免疫にわかれています。体液性免疫とはウイルスに対する抗体を産生してウイルスの表面に抗体が結合してウイルスの感染能力を失わせ、ウイルス感染細胞の増加を防ぎます。もう一つの細胞性免疫というのは、キラーT細胞という細胞を殺傷する能力を持っている細胞を動員して、ウイルス感染細胞を殺してしまう仕組みです。体液性免疫と細胞性免疫はいずれも獲得免疫と呼ばれて、免疫の記憶ができるのが特徴です。

今回のパンデミックで私が非常に奇異に感じたのは、免疫記憶というコンセプトそのものが完全に無視されて、ｍＲＮＡ型ワクチンを数か月ごとに接種して抗体レベルをいつでも高く保っておく必要があるということがテレビや新聞などでうるさく宣伝されたことでした。ウイルスに一度、感染して免疫の記憶ができれば、その人にとってのパンデミックは終わりになります。ところが、この原則が全く無視されてワクチンの追加接種の大号令が発せられ、時の総理大臣がワクチン接種する様子をメディアで流すような事態になりました。

今回初めて実用化されたｍＲＮＡワクチン接種が進むにつれて健康被害を訴える人の人数が増えてきました。そして接種後に亡くなってしまう人が多数、出現しましたがしかし、それは接種との関連が証明できないとして、厚労省に届け出られた死亡者が２０００人を超えても接種は継続されました。接種との関連が否定できないために、４０００万円を超える死亡補償金を受け取る方が４００人を超える事態に至っても追加接種は続けられています。歴史上、初めてともいえる大薬害という現実が完全に無視されています。このような状況を改善すべく、東北有志医師の会で、動画の発信を行い、問題提起をしていたところ、ジャーナリストの山路徹さんから連絡をいただきました。山路さんのお兄さんがｍＲＮＡワクチン接種後に亡くなられたために、山路さんはこのｍＲＮＡワクチンに強い疑いを持つようになったそうです。山路さんと協議した結果、ワクチン問題を一般の方にわかりやすく解説する動画を作成して発信しようということになり、「免疫学者の警鐘」というシリーズ動画ができるに至りました。このシリーズは多くの方に広く閲覧されるようになり、パート７は閲覧数が１００万回を超えました。動画で発信した内容に少し深掘りした内容を加えて書籍化することを考え、花伝社に連絡したところ、快く引き受けていただき、出版するに至りました。

この動画シリーズは山路さんと私との共同作品です。単調になりがちな内容に山路さんがアニメーションや背景音楽をつけて魅力的にしています。この書籍とあわせて、動画をご覧いただければ幸いです。

村上康文

＊　＊　＊

２０１９年12月、中国で初めて感染が報告された新型コロナウイルスは、その後、瞬く間に全世界に拡大しました。

世界的感染、いわゆる〝パンデミック〟の始まりです。

日本でも、２０２０年1月に国内で初めての感染者が確認されて以降、その数は日に日に増加し、私たちの生活に多大な影響を及ぼしました。マスク生活にソーシャルディスタンス、そしてクラスターやロックダウン等々、国民生活は混乱し激変したことは言うまでもありません。そして、それらに大きな影響を与えたのがメディアに連日出演し、コロナウイルスの恐ろしさを熱弁した専門家たちでした。

「対策をしなければ42万人が死亡する」といった学者の試算に多くの国民は震え上がり、我先にと、こぞってワクチン接種を受けたのです。

その一方で、当初からワクチン接種に対し、その危険性を訴え警鐘を鳴らしていた医師や科学者がいます。その中心人物のひとりが東京理科大学名誉教授の村上康文さんです。

しかし、村上名誉教授らの冷静な分析や世の中への警鐘は、大手メディアに取り上げられることはなく、〝コロナ禍ムード〟にかき消されてしまいました。

私自身はといえば、もともと体に異物を入れるワクチン接種には抵抗があり、子供の頃に学校で行われた予防接種を除けば、これまでワクチンを接種することはありませんでした。新型コロナワクチンも一度も接種していません。接種する、しないは個人が決めることで、ｍＲＮＡワクチンについても個人が判断することと、正直さほど関心を持っていなかったのです。しかし、コロナワクチン接種の２日後に心筋梗塞で亡くなった兄のケースにどうにも納得がいかず、取材をはじめることになりました。そして、その過程で出会ったのが、東京理科大学名誉教授の村上康文さんです。

村上先生は、ワクチンの構造や細胞のメカニズムなど、素人には難しい内容をとても分かりやすく丁寧に解説してくださいました。そして、村上先生のお話を聞いていくうちに兄の死に関する様々な疑問が解けてきました。

そして、それまでジャーナリストとして無関心だったことに自戒の念を込めて製作したのが、〈シリーズ免疫学者の警鐘〉です。

番組の反響は大きく、24年3月30日現在、シリーズ累計でX（ツイッター）閲覧数は470万を超えました。ワクチンの危険性を伝える確かな情報がない中、村上先生の説得力のある解説や、ひとりでも多くの人を救いたいという先生の熱意が皆さんに届いた結果だと思います。

今回、「免疫学者の警鐘」を書籍化することで、より多くの皆さんにmRNAワクチンの危険性を再認識して頂き、政府のワクチン政策の是非について考えるきっかけにして頂ければ幸いです。自分の身は最早、自分で守るしかありません。

2024年3月　山路徹

免疫学者の警鐘　PART1

新型コロナワクチン　欧米の接種状況と日本の今

動画はこちらから 

東京理科大学
村上康文
名誉教授

免疫学者の警鐘
新型コロナワクチン
欧米の接種状況と日本の今

初回の対談では、我が国の接種状況と諸外国の接種状況を紹介しました。実際、対談を行った２０２３年５月の時点でｍＲＮＡワクチン接種を国を挙げて行っているのは我が国だけであることは、公共の接種状況の資料などを見れば一目瞭然でした。しかし、この情報は、ほとんど一般には流通していませんでした。そこで、孤高の接種国日本というキーワードで第一回の対談を行いました。

第一回は村上が話した内容のみで構成されています。

今、ヨーロッパもアメリカも、もう打つのをやめてしまっておりまして、打っているのは多分日本だけです。それはどうしてかと言いますと、あまりに被害が大きくなりすぎたと。本日の題名ですけれども、

「コロナワクチン接種は即時中止を　孤高の接種国日本」

こういう題名でお話しようと思っておりまして、今すぐやめるべきである、というのと、打っている国が日本だけだということですので、ここはなんとかしないといけ

超過死亡が増えている

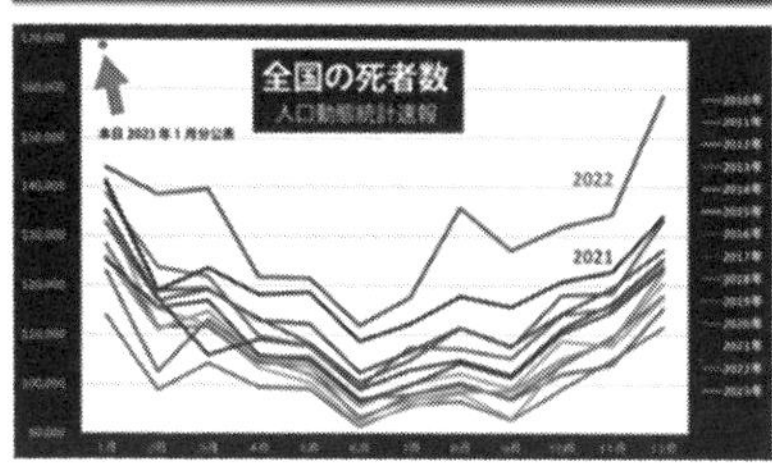

2021年から超過死亡が顕著（5万人）
2022年は前年の5万人から倍増（11万3千人）
2023年はさらに増加の見込み

2021年に開始されたものが原因とみるべきでは？

1-1

（藤江成光氏のグラフを用いて作成）

ないかなというふうに思います。

一番大きな問題は、ひと月当たりに亡くなる人の数がすごく増えておりまして、２０２１年から増え始めて２０２２年にすごく増えて、それで今年の１月もすごく増えたのです（１―１）。これは多分２０２１年にスタートしたものが原因だと普通、見るべきですよね。ということは**多分ｍＲＮＡ型ワクチンを相当打ったので、その弊害が相当影響しているのではなかろうかと思うのが普通だ**と思うのです。もちろん原因はいろいろありますので、１００％ワクチンだということではないかもしれませんけれども、接種したその後に（死者数が）上がっているのです。（死者数の）山ができている前には必ず打っているわけです、ワクチ

世界の動き

- 欧米ではmRNA型ワクチンによる重篤な副反応を人々が意識するようになり接種数は大幅に減少
- イギリスのBBCビルには接種被害者の写真が大量に貼られている
- フランスの道路沿いには接種死亡者の写真が掲示されている
- 南アフリカでは専門家がファイザーを提訴 'Unsafe and ineffective'

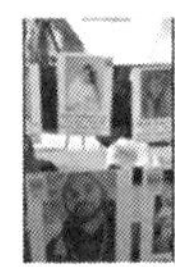
フランス

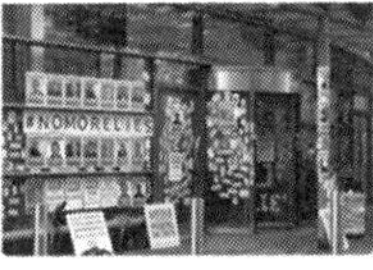

BBCビルの接種被害者写真

URGENT URGENT for parents!: 'A case of fatal multi-organ inflammation following Pfizer mRNA shot'; 14-year-old Japanese girl died unexpectedly 2 days after receiving 3rd dose of Pfizer mRNA COVID-19

徳島大学が接種二日後に死亡した女子中学生の解剖所見を発表（査読済み論文）
世界の注目を集めている

1-2

ンをね。

世界中はどうなっているかですけれども、**欧米では正直なところ全く打っていないというのが実際**でありまして、これはイギリスですが、有名なＢＢＣのビルに亡くなった人の写真が山のように貼られている。フランスも道路沿いにお亡くなりになった人たちがこれまでどういう人生を過ごしたかという看板がいっぱい立っている（1－2）。

よく、このワクチンが重症化を抑えるということが言われるわけですが、イギリスのデータを少しご紹介したいんですけど、打った人の割合が8割なのですが、**Ｃｏｖｉｄ19で亡くなっ**

イギリスは接種率80%,Covid19死亡者の95%は接種済み

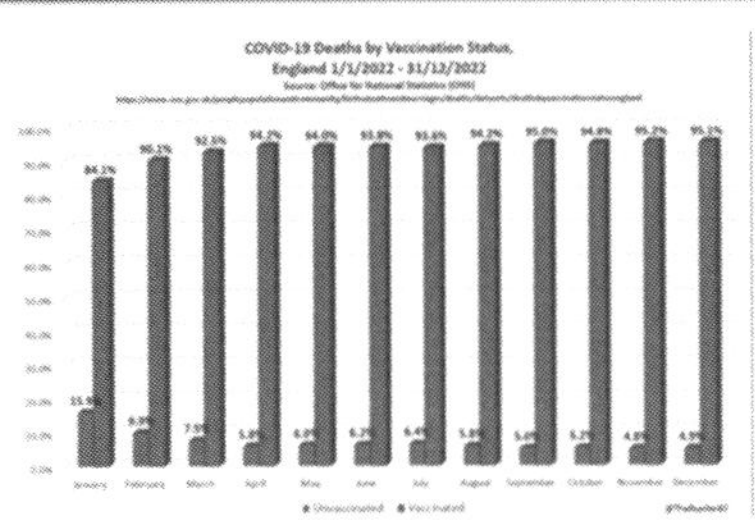

2022年の1月から12月までのCovid19死亡者の割合。青の棒グラフは非接種者、赤の棒グラフは接種者の割合を示す。イギリス政府の統計局のデータに基づくグラフ

1-3

た人の95％は接種済みです。ということは、8割も打っているにもかかわらず大勢死んでいます。ヨーロッパにしてもアメリカにしてもこういった状況がありますので、**もう打ってもしょうがない**ということになりまして、もう打つのをやめようということになっています（1−3）。

1−4に示すのはイギリスのデータですが、初めはすごく打っていたのですけども、昨年（2022年）の春先にはやめてしまいました。日本だけがどんどん打っている。ヨーロッパはほとんど打たなくなっているのですが、日本だけが頑張って打っていて、連休（2023年ゴールデンウィーク）明けからまた打とうというふうな、とんでもない状況になっているとい

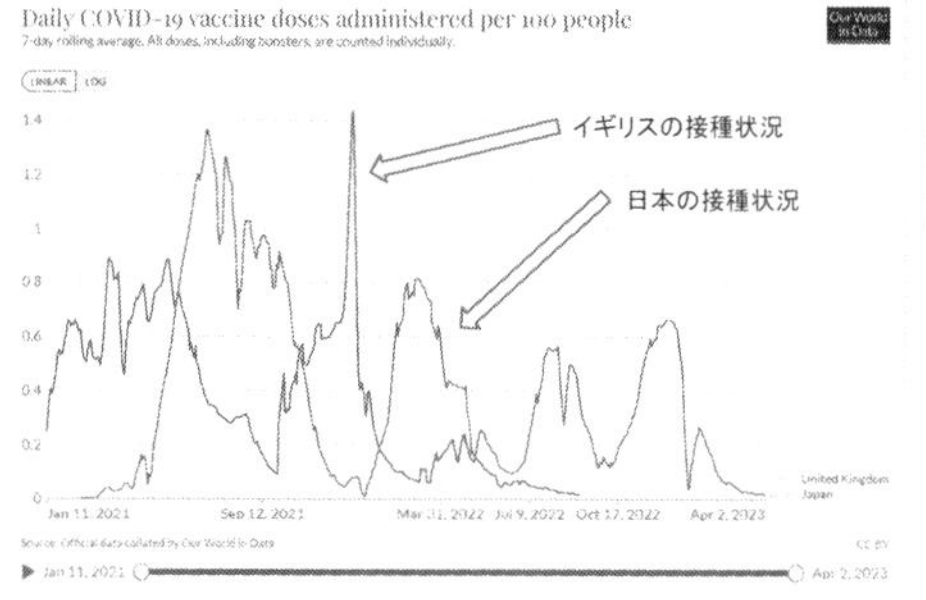

グラフの縦軸は100人あたりの接種数。横軸は接種時期。2021年1月から2023年の4月までが示されている。データの出典は
Our world in data COVID19

イギリスは接種を実質的にやめている。接種を継続し追加接種まで行う日本

1-4

うことです。（このグラフは２０２３年の４月までを示しています。日本はこのあと再度追加接種を大規模に行いました。）

それで、日本がｍＲＮＡワクチンを打って抑えられたか、ということが問題です。抑えられれば良いのですけども、感染者はどうなったか。今現在日本だけがすごく打っているということなのですが、**感染者数をみると明らかにブースター接種から増えているわけですね。打てば打つほど感染しやすくなる、**というふうな現象になっていますので、**打つのをやめればおさまる**だろうと想定されるわけです。（最初の図（１－５）は日本とアメリカおよびイギリスの感染状況を比較したものです。）

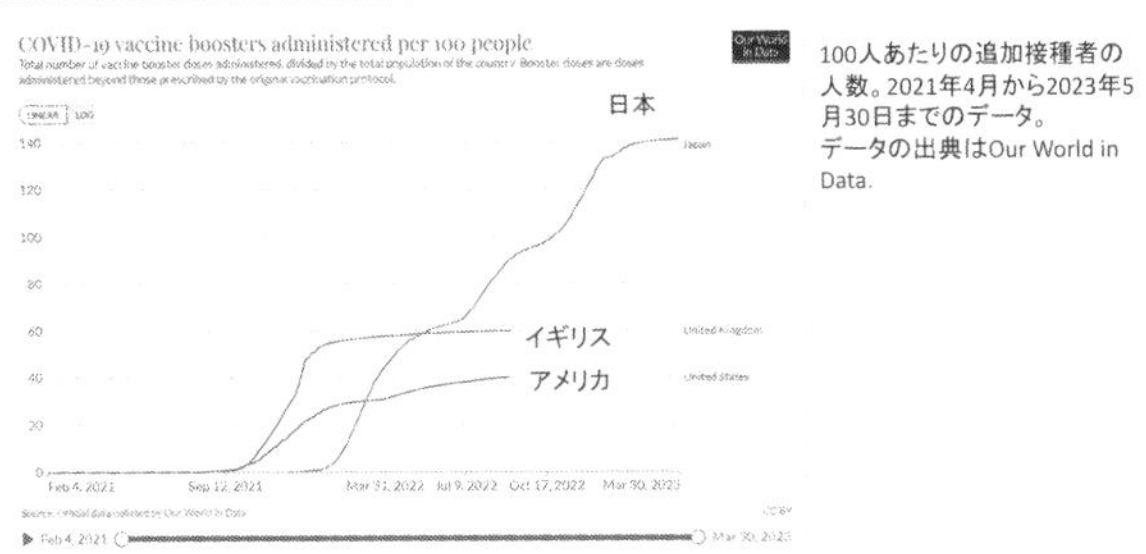

2023年5月にはWHOまでもが接種方針を変更（健常人に追加接種を繰り返すメリットは少ない）

1-5

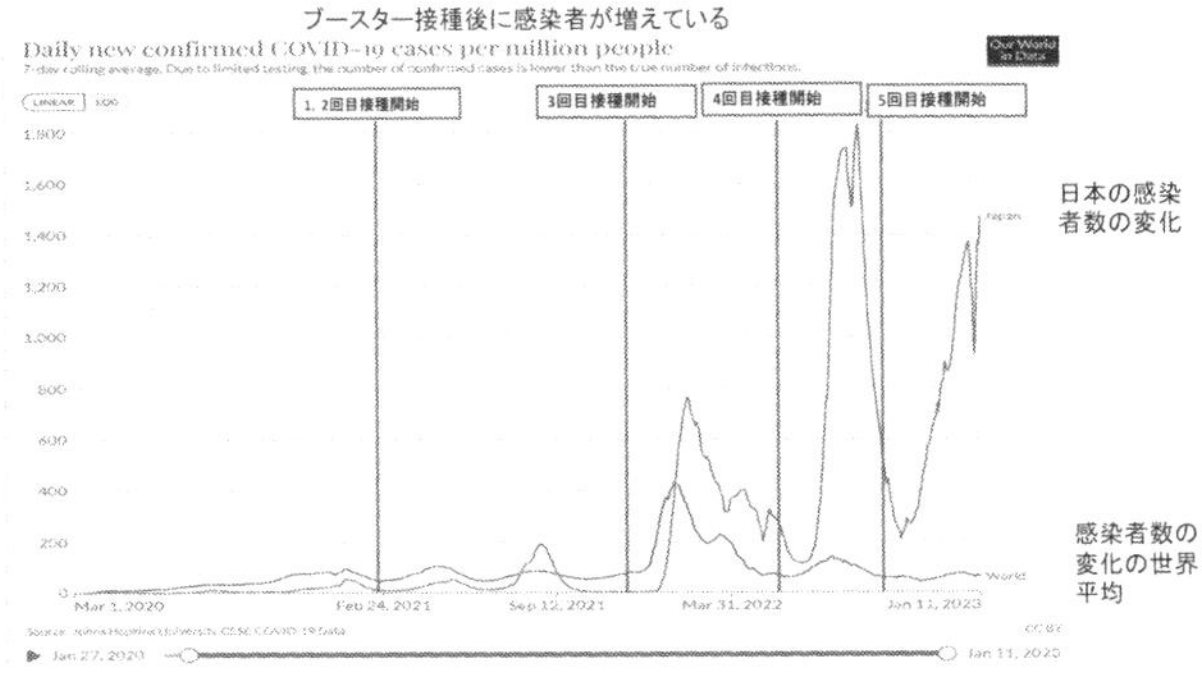

100万人あたりの感染者数の変化。打てば打つほど感染する様子がみてとれる。

1-6

打てば打つほど感染する

- mRNA型ワクチンの大規模接種によって感染を収束するという戦略は逆効果を招いている
- 免疫回避変異型を生みワクチン効果が消失している
- 打てば打つほど感染拡大するという状況を招いている
- 追加接種により感染しやすくなるという論文が発表された
  - アメリカのクリーブランドクリニック職員の大規模解析データ
  - 接種回数が増えるほど感染リスクが高くなる

Open Forum Infectious Diseases, Volume 10, Issue 6, June 2023, ofad209, https://doi.org/10.1093/ofid/ofad209

1-7

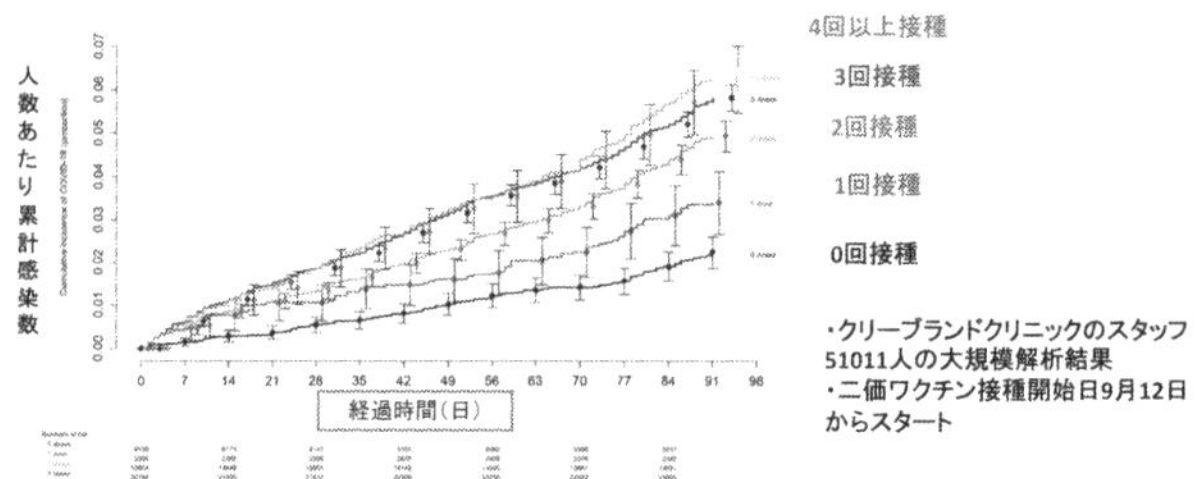

Figure 2. Simon-Makuch plot comparing the cumulative incidence of COVID-19 for subjects stratified by the number of COVID-19 vaccine doses previously received. Day zero was 12 September 2022, the day the bivalent vaccine began to be offered to employees. Point estimates and 95% confidence intervals are jittered along the x-axis to improve visibility.

1-8

アメリカの大病院、クリーブランドクリニックっていう病院がありまして、そこで打った回数と感染者数の比較をしたデータがあります。５万人ぐらいの人を材料にして、打ってからどういうふうなスピードで感染していったかというデータを集めてみますと、なんと**「打てば打つほど感染する」**というふうな現象になってしまっていると。こんなことを見ながら連休明けからまた打つというのは、これはあり得ないというふうに私は思います（1-6〜1-8）。

第一回対談について

ここでは、この章で話した内容について補足したいと思います。

ワクチンを接種するほど感染するようになるのはなぜでしょうか。ここではワクチンの基本、そしてｍＲＮＡワクチンの基本的な仕組みについて解説します。

一般の方は、ワクチンというのは接種した人の免疫力を高めてウイルス感染を防ぐはずのものとイメージしているものと思いますが、今回のｍＲＮＡワクチンはこれまでのワクチンとは全く異なる仕組みのものです。ワクチンというよりも遺伝子医薬品と言うべきものだと言われています。

これまでに使用されてきたワクチンは、ウイルスそのものを弱毒化した生ワクチン、病原体を不活化する、つまりウイルスを薬品で処理することで感染能力を失ったウイルスが主体の不活化ワクチン、そしてもう一つはウイルスの抗原タンパク質を遺伝子組み換え技術で大量に生産して注射するコンポーネント型ワクチンです。

今回使用されているｍＲＮＡワクチンはこれまで実用化されることがなかったもので、今回、世界で初めて使用されることになりました。これまでのワクチンとの最大の違いは、従来のワクチンでは細胞外に抗原のウイルスや抗原タンパク質を投与しますが、今回のｍＲＮＡワクチンではウイルスの表面にあるスパイクタンパク質の遺伝子を脂質ナノ粒子という特殊な粒子にくるみ細胞内にｍＲＮＡを導入する仕組みが用いられています。

ｍＲＮＡと言っても生物学になじみのない方には何かがわからないと思いますので、ここで簡単に説明しておきます。我々の体は細胞によって構築されています。生命の

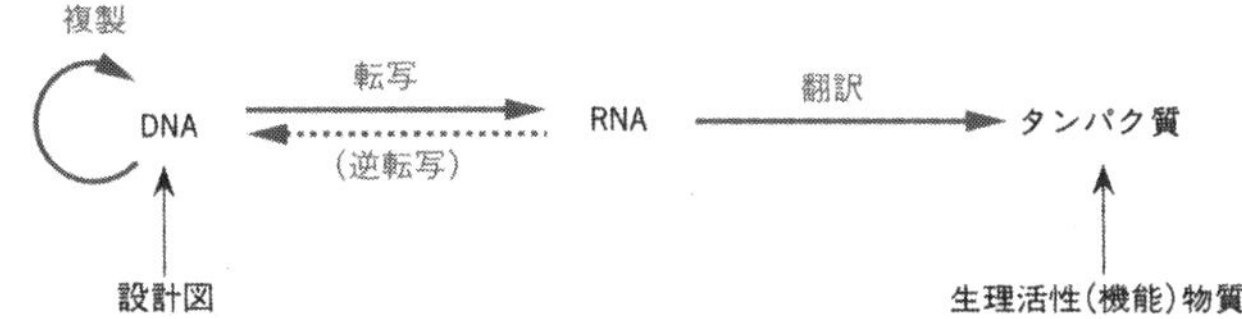

1-9

始まりは一個の受精卵ですが、最初は一個だった受精卵は細胞分裂を繰り返して、さまざまな細胞に分化していきます。いろいろな組織や臓器ができていくわけです。このプロセスにおいて重要なことは、必要な遺伝子が適切なタイミングで発現することです。遺伝子の情報は細胞核内にある染色体DNAに4種類の塩基の文字列、塩基配列で記されていますが、この遺伝情報は、そのままでは機能しません。二重らせん構造のDNAから、一重らせん、一本鎖構造の伝令RNAが合成されます。伝令RNAはメッセンジャーRNAまたはmRNAと呼ばれます。この伝令RNAが合成されるステップは転写と呼ばれます。転写反応によって合成されたmRNAは細胞の核から細胞質に移動して、そこでmRNAの情報をもとにしてタンパク質が合成されます。細胞においてさまざまな機能はタンパク質によって担われています。mRNAはDNAに記された遺伝子の情報をタンパク質に変換するためのまさしく伝令役です。そのために

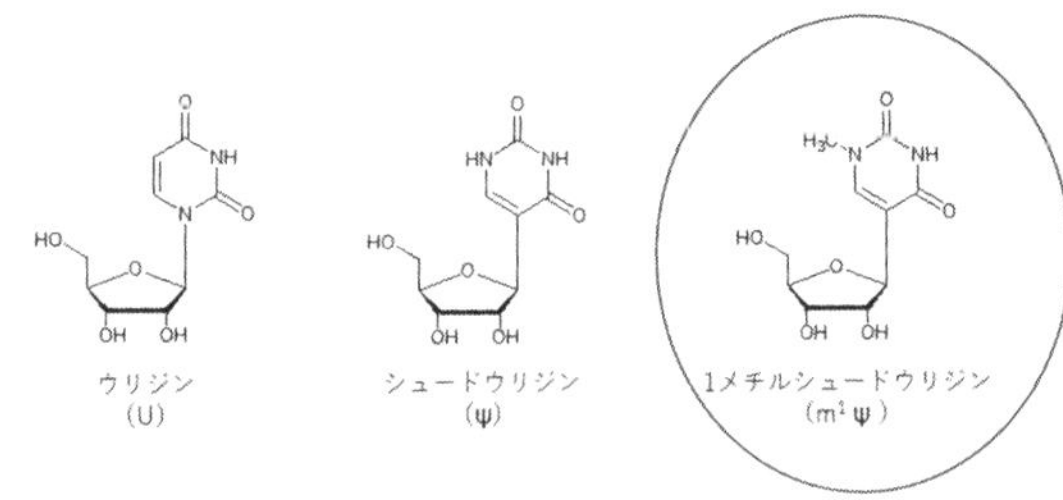

mRNAワクチンで使用されたのは1メチルシュードウリジン
1メチルシュードウリジンは細胞内で分解されにくいのと同時に外来RNAとして認識されないためスパイクタンパク質の合成は長期間続く

1-10

伝令ＲＮＡやメッセンジャーＲＮＡと呼ばれます。

ｍＲＮＡは遺伝情報を伝えてタンパク質を合成する際に必要なだけですので、通常は、タンパク質の合成が終わるとすぐ分解されてなくなってしまいます。

この点が実は重要で、細胞内のｍＲＮＡはすぐ壊れるようになっています。細胞内にはこのほかにｔＲＮＡとｒＲＮＡという別の種類のＲＮＡが大量に存在しています。これらのＲＮＡは短期間で分解されないようになっています。そのために重要な働きをしているのがＲＮＡの構成要素のウリジンにメチル基を導入することです。メチル基が導入されたウリジンはシュードウリジンと呼ばれます。普通のｍＲＮＡはすぐに壊れてしまいますが、シュードウリジンを含むｍＲＮＡは細胞内での分解反応の対象にならず長持ちします。この点もｍＲＮＡワクチン接種が始まった時点で隠蔽されたことでした。

ｍＲＮＡワクチンには免疫抑制効果があります。その仕組みは議論が今なお続いていますが、免疫抑制効果を持つことは多くの文献で示されています。次回以降のパートでは、ｍＲＮＡワクチンがかかえる根本的な問題を議論していきます。

免疫学者の警鐘 PART2

新型コロナワクチンのメカニズムとは

動画はこちらから 

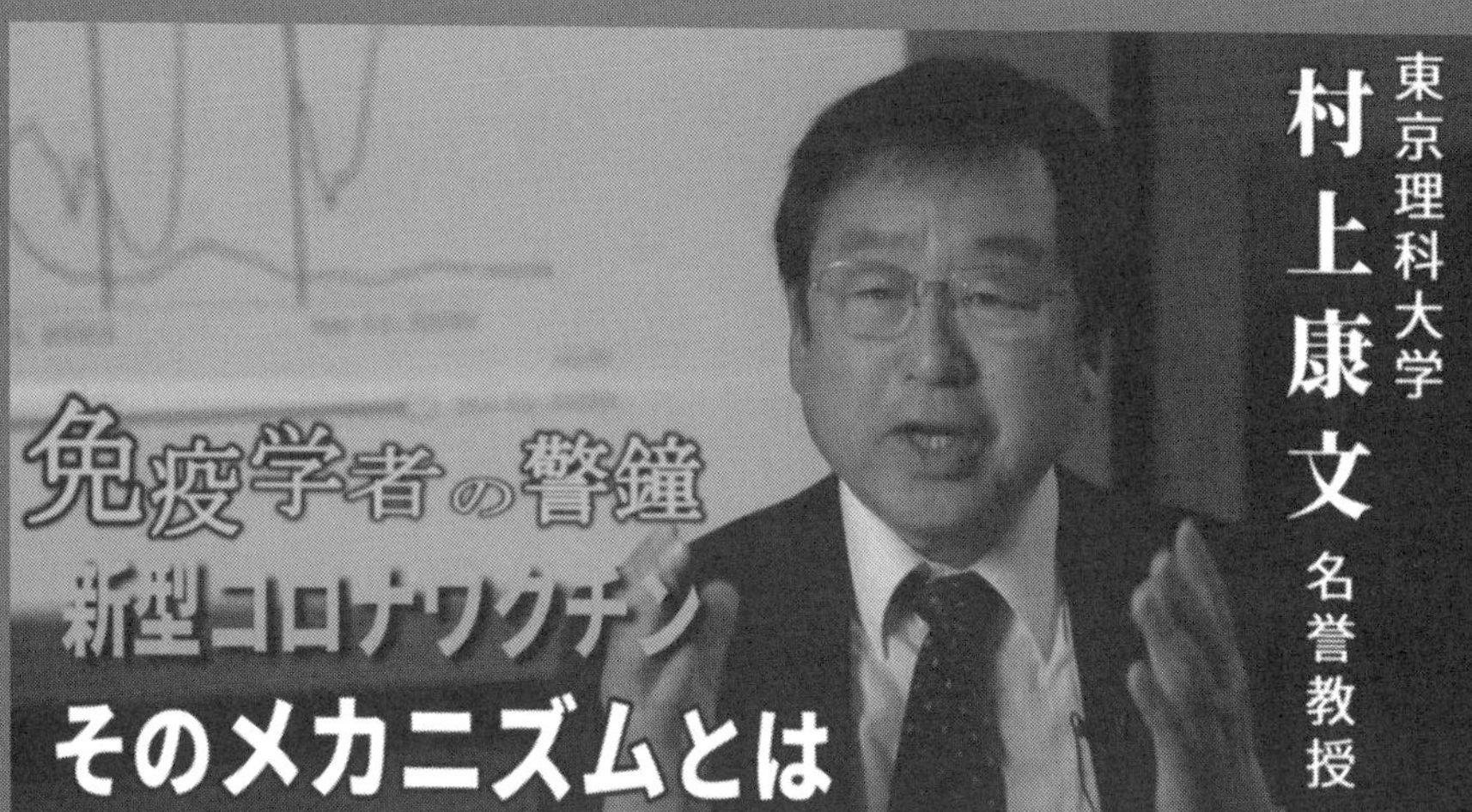

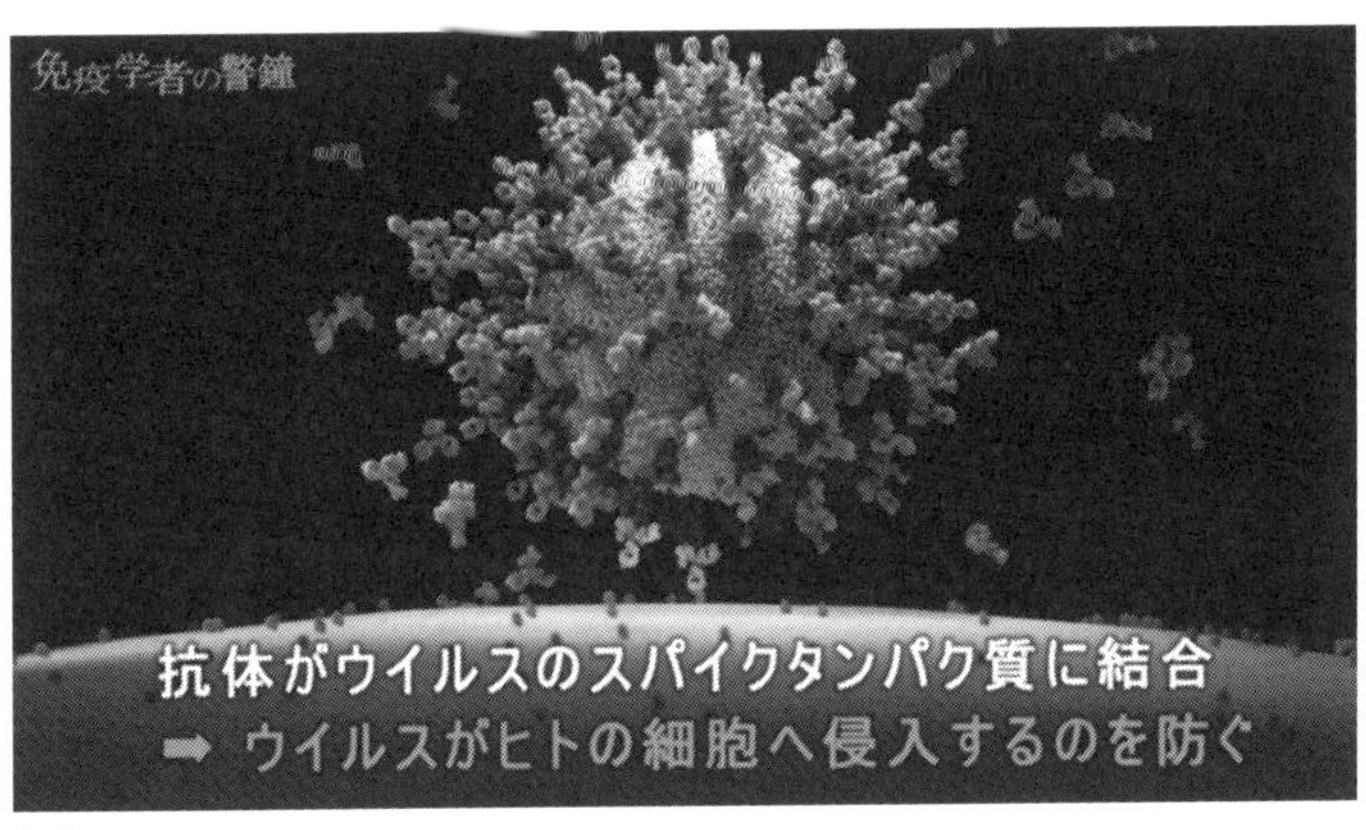

2-1

まずは新型コロナワクチンの仕組みについておさらいです。

新型コロナウイルスは、表面の突起物、いわゆるスパイクタンパク質を人の細胞の受容体に結合し、人の細胞内へ侵入します。このスパイクタンパク質の遺伝子情報を取り出し、脂質の膜に包んだものが新型コロナワクチンです。スパイクタンパク質の設計図と言われています。このワクチンを体内に接種すると、細胞内で大量のスパイクタンパク質を産生。抗体を誘導します。この抗体がウイルスのスパイクタンパク質に結合し、人の細胞内への侵入を防ぐと考えられています。

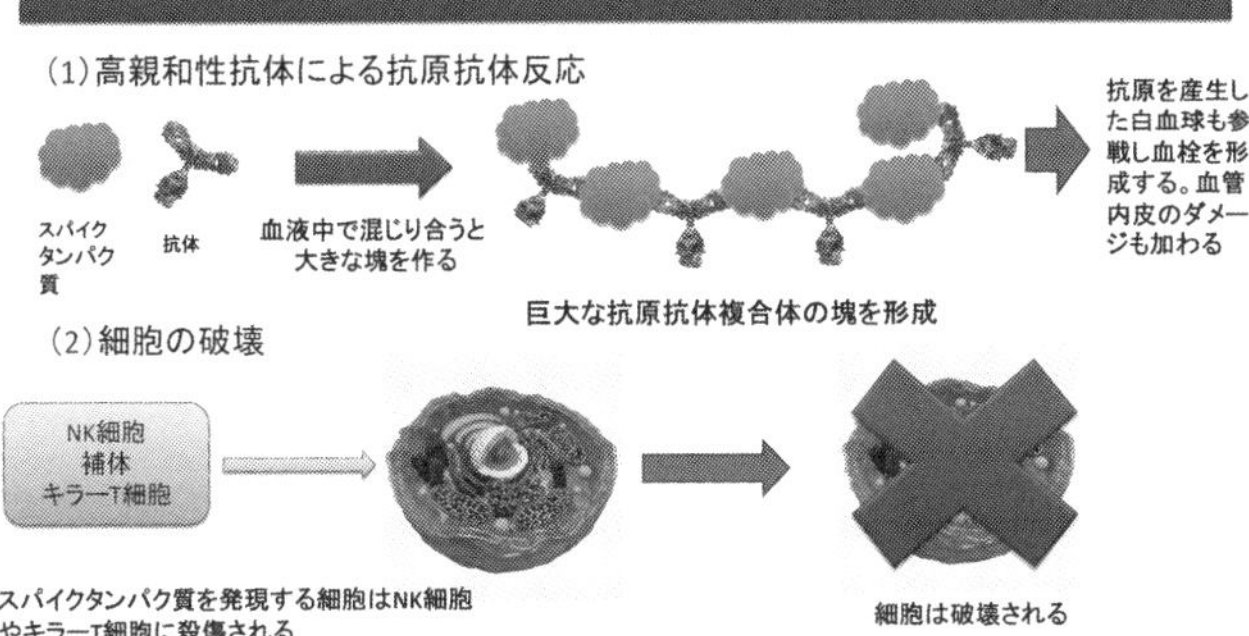

2-2

山路　ワクチンの問題点、といったあたりのことをお話しいただけますか。

村上　分かりました。**打っても有効性がない**っていう問題と、もうひとつ、**副作用**です。

山路　具体的にはどういうことなんですか？

村上　免疫が一度形成しますよね、1回目と2回目打つことで。そこから打っていきますと、いろんな問題が生ずるわけです。スパイクタンパク質が血中を流れますよね。そうなると**血中でスパイクと抗体がくっついちゃいます**。それが方々で目詰まりをする。あちこちの**毛細血管で目詰まり**をしてしまうという現象が発生しますし、**大きな塊になってしまえば脳梗塞や心筋梗塞を招いてしまう**。

　免疫抑制する働きをこれ（ワクチン）は持っ

mRNA型ワクチンにおける抗体誘導のメカニズム

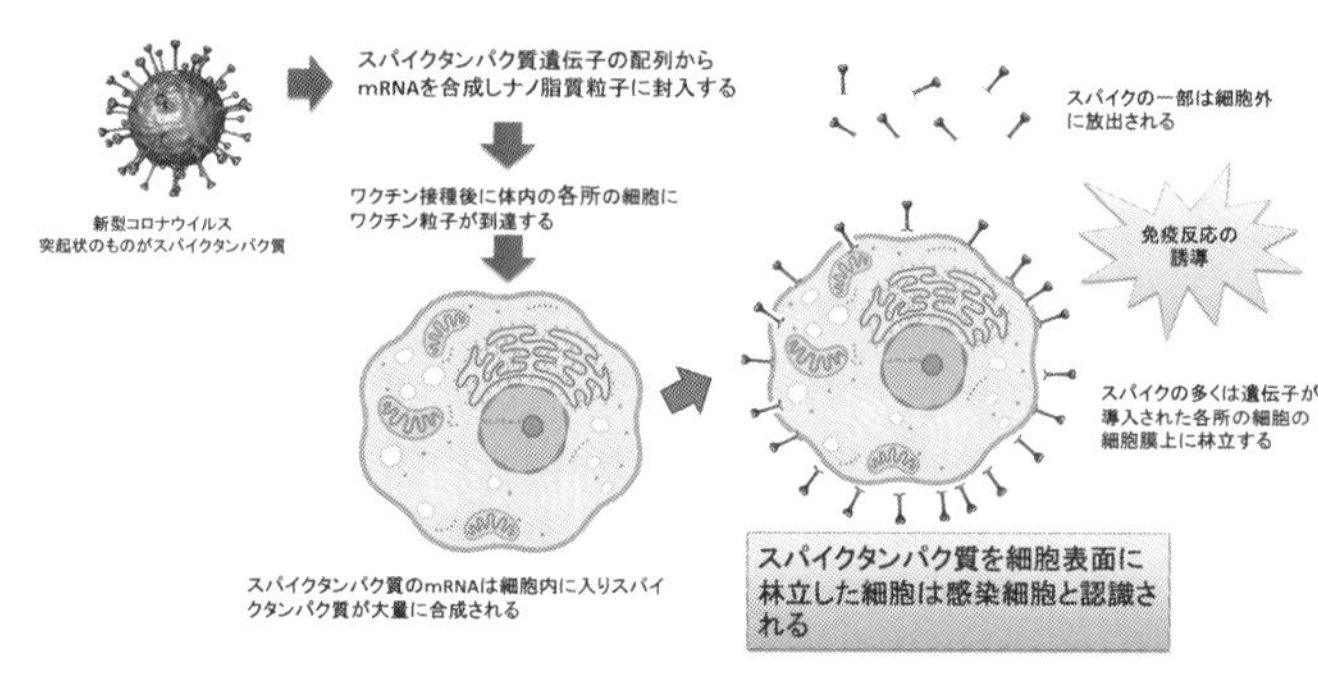

2-3

ているわけですよね。免疫を抑制する働きがなければ、打った人の相当数は死んでいると思います。

スパイク遺伝子を注入するわけですよ、多くの細胞内に。そうすると、その細胞はあたかもウイルスが入った細胞と同じに見られますので、免疫系がやっつけるわけですよね。方々の細胞が殺されるのです。

そういう現象が起きなかったというので、不思議に思ったのですよ。私、調べてみますとね、いろいろ論文等調べてみると、**免疫抑制がしっかり起きている**。2つの免疫がありまして、2つの内（ワクチンは）片方だけ誘導します。抗体だけはたくさんつくらせるんですけども、もうひとつの**細胞性免疫っていうのは抑えちゃう**

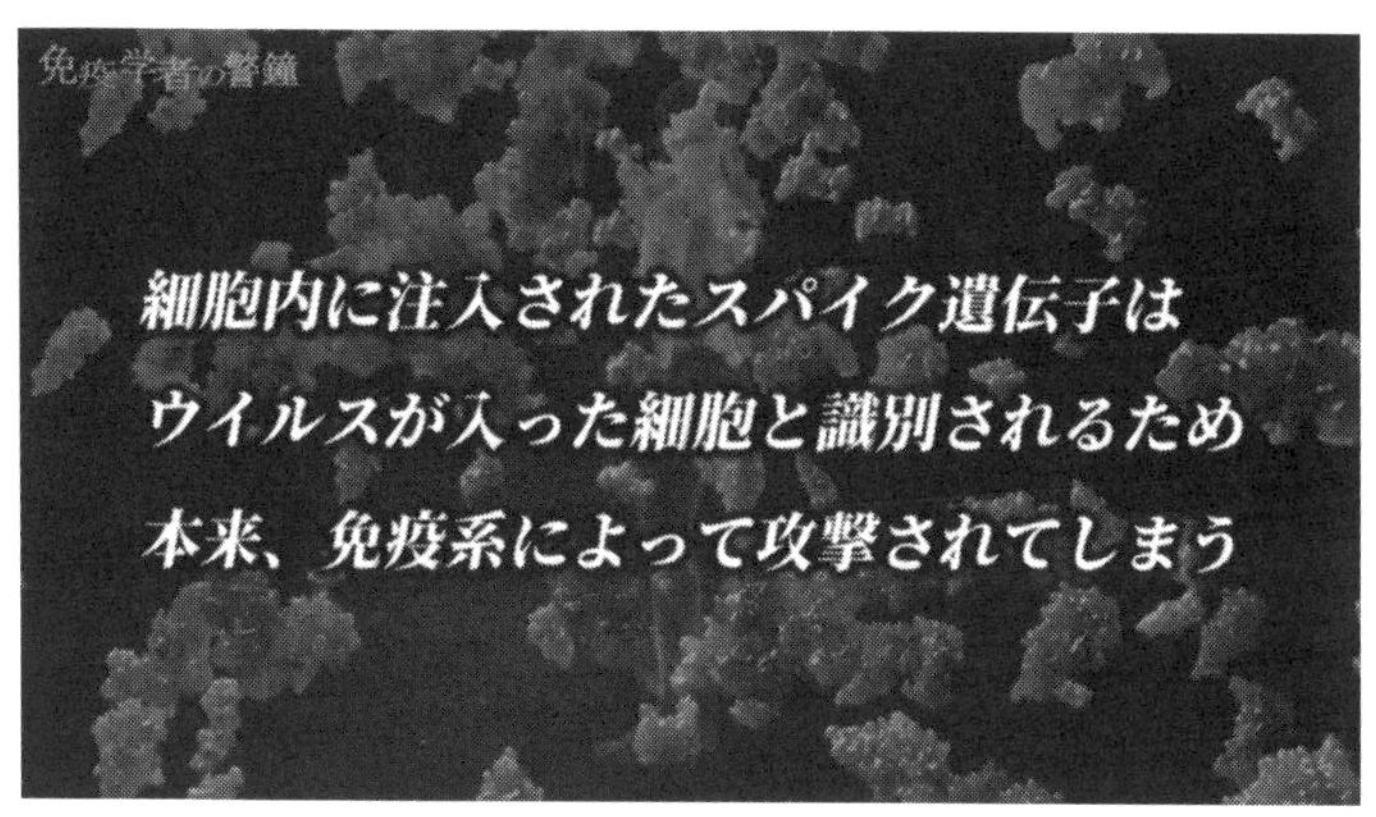

2-4

んですよ。ていうことなので、**1種類の抗体だけが山のようにつくられる**んです。本来だったら感染すると両方の免疫がちゃんと形成されるところが、それが片方しかできない。

2つの免疫のうち、もうひとつの免疫（細胞性免疫）が非常に重要な働きをしてまして、ウイルスの感染を抑えるだとか、がん細胞、1日あたり何百個か生まれているわけです、それを抑えられないということになってしまうので、**打てば打つほど免疫が抑制されていきますので、がんができやすくなる。同時にウイルスも増えてしまうので、眠っていたウイルスが増えてきて帯状疱疹になる**と。

山路　もともと免疫で抑えられていたものが、タガが外れて症状として発症しちゃう。

村上　（ワクチンが）誘導する免疫は１種類だけなのです。スパイクに対する抗体だけを誘導しています。

山路　そうするとそれ以外はもう、今まで自分が自己免疫の力で戦ってきた、例えばがんから、風邪から、関節の痛みとかそういったあらゆるものが抑制されて……

村上　ええ。抑制されてしまいますので、**免疫が弱くなってしまいますので、弊害が出てくる**。その弊害は（接種を）３回目４回目をやればやるほど増えていく。ＩｇＧ４抗体は普通のワクチンだと誘導されないんです。ところがｍＲＮＡワクチンでは誘導されるんですよ。その（ＩｇＧ４）抗体ができちゃいますと、除けなくなるんですよ、ウイルスを。初めは**ＩｇＧ１、ＩｇＧ３**っていう抗体がつくられまして、それは優秀な抗体なんです。その抗体はウイルスにくっつきますと（ウイルスを）排除します。それで**ブースター（接種）やりますよね。するとその抗体がなくなりまして、ＩｇＧ４抗体**っていうのになっちゃいますと（誘導されると）ウイルスには確かにくっつけるんですけども、**ウイルスにその抗体がくっついても排除できなくなります**。くっつくだけで排除できない。

mRNAワクチン二回接種後210日後にIgG4が誘導され追加接種でさらに促進される(高親和性IgG3は減弱してゼロレベルに)

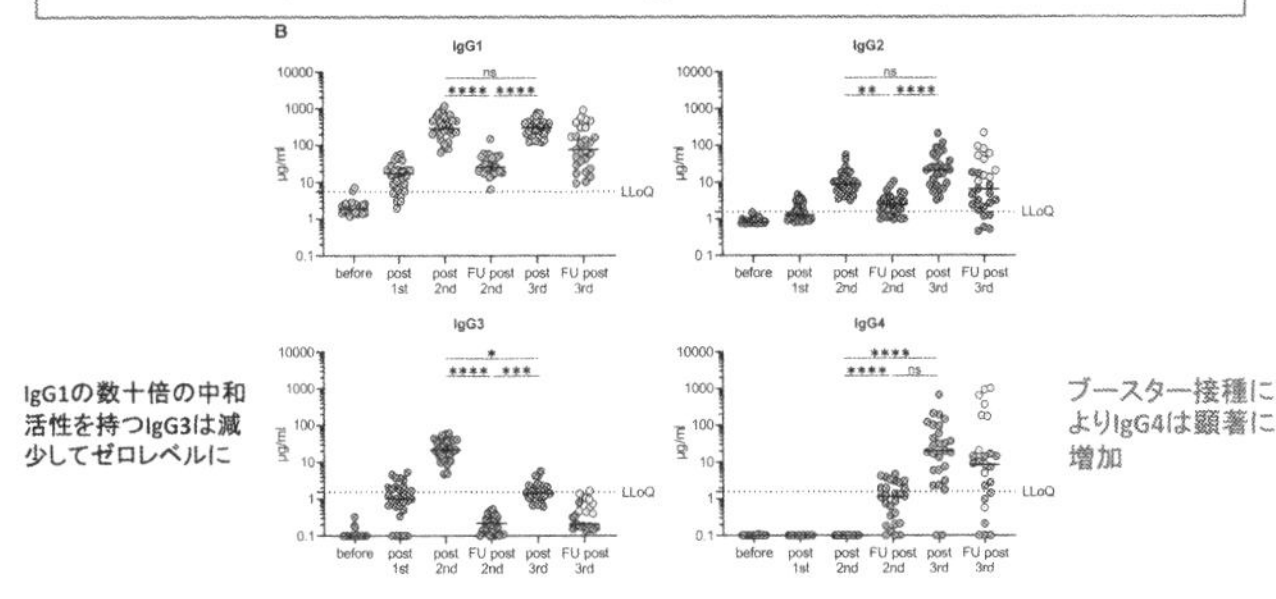

FU:接種後210日目を示す

SCIENCE IMMUNOLOGY 22 Dec 2022 DOI: 10.1126/sciimmunol.ade2798

2-5

抗体がIgG4になることのリスク

- 血液中で形成された抗原抗体複合体を除く仕組みが生体には備わっている
- 抗体がIgG1やIgG3であればこの機能がはたらくがIgG4では機能しない
- ブースター接種によって血液中にスパイクタンパク質が細胞から放出されて、そこにIgG4抗体が結合する
- スパイクにIgG4が結合した塊は血液中から除去されず血管を目詰まりさせる
  - 脳梗塞リスク、心筋梗塞リスク、腎障害リスクなどを高める

2-6

そうなるとどうなるかって言いますと、感染しても激しい炎症が起きなくなりますので、発熱もしないまま体内でウイルスが増えて、増えたウイルスが排除できないということになってしまいますので、**なんだか知らないけど老衰で死んじゃう**とか、例えばね。

山路　自覚症状がないまま……

村上　**自覚症状がないまま気がつくと肺炎になっている**と。

山路　今、先生がおっしゃったように、我々、風邪をひいたなっていう自覚っていうのは、喉が痛くなったり熱が出たり、そういったことでこれは風邪だ、それで病院へ行って診察して処方してもらった薬を飲んでという、この最初に我々が病気になったのだというその気づきがなくなってしまうと。

村上　発熱するので免疫系がちゃんと動いてウイルスをやっつけるという反応が起きるんですが、**感染しても発熱が起きなくなります**。そうなってしまうと表面上は感染者が少ないように見えるんですけども、相当広がっていると。

山路　接種を進めれば進めるほど、感染者が増えていきましたよね。

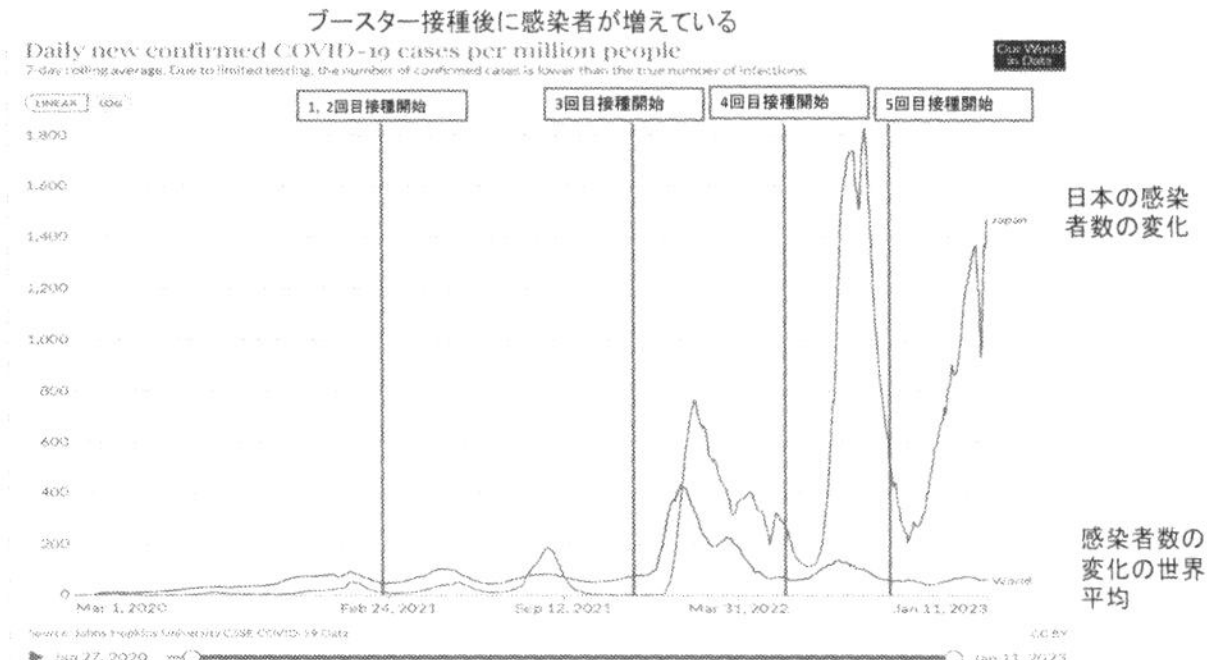
ブースター接種後に感染者が増えている
Daily new confirmed COVID-19 cases per million people
1, 2回目接種開始
3回目接種開始
4回目接種開始
5回目接種開始
日本の感染者数の変化
感染者数の変化の世界平均
Mar 1, 2020
Feb 24, 2021
Sep 12, 2021
Mar 31, 2022
Jan 11, 2023
100万人あたりの感染者数の変化。打てば打つほど感染する様子がみてとれる。

2-7

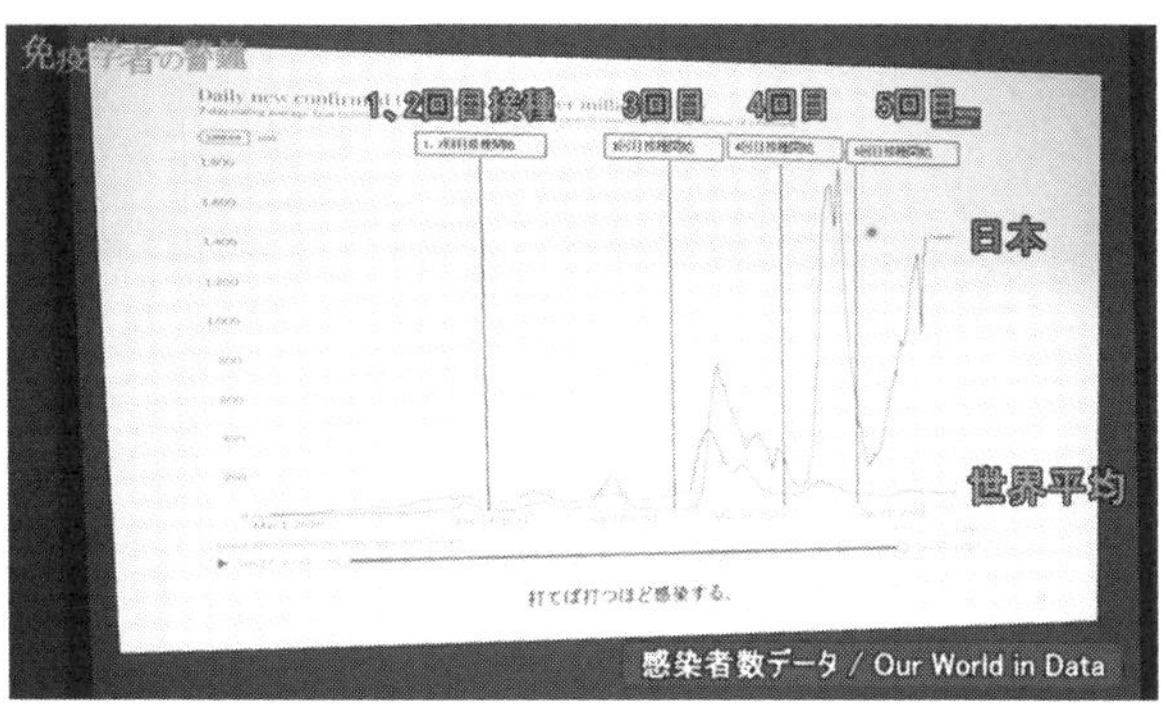
免疫学者の警鐘
1、2回目接種
3回目
4回目
5回目
日本
世界平均
打てば打つほど感染する。
感染者数データ / Our World in Data

2-8

村上　おそらくそういうふうな仕組みがありますので、１、２回目より３回目で多く感染する、４回目だともっと感染するということになると思います。

明らかにブースター接種から増えているのです。ということで、打てば打つほど感染しやすくなるというふうな現象になっていますので、**打つのをやめれば収まるだろうということが想定される**ということなのです。これをもうしばらく、４、５、６回と打ちますよね、そうするともう一段変異をしていくわけです、ウイルスが。打っていない人には感染しないんだけども、**打った人だけに感染するというふうな形に、実はなりつつあります**。打った人達は１種類の抗体だけ持っているのですよ。で、その抗体を利用して感染するようになるわけです。ヨーロッパではその現象は２０２２年ぐらいから明らかになっていまして、打った人の方がより感染しているということになりまして、我が国も２０２２年の夏ぐらいまでに非接種者よりも**接種者の方がより感染しているっていうデータが本来あったんですけれども、厚労省がうまく誤魔化ししたんですよ**。

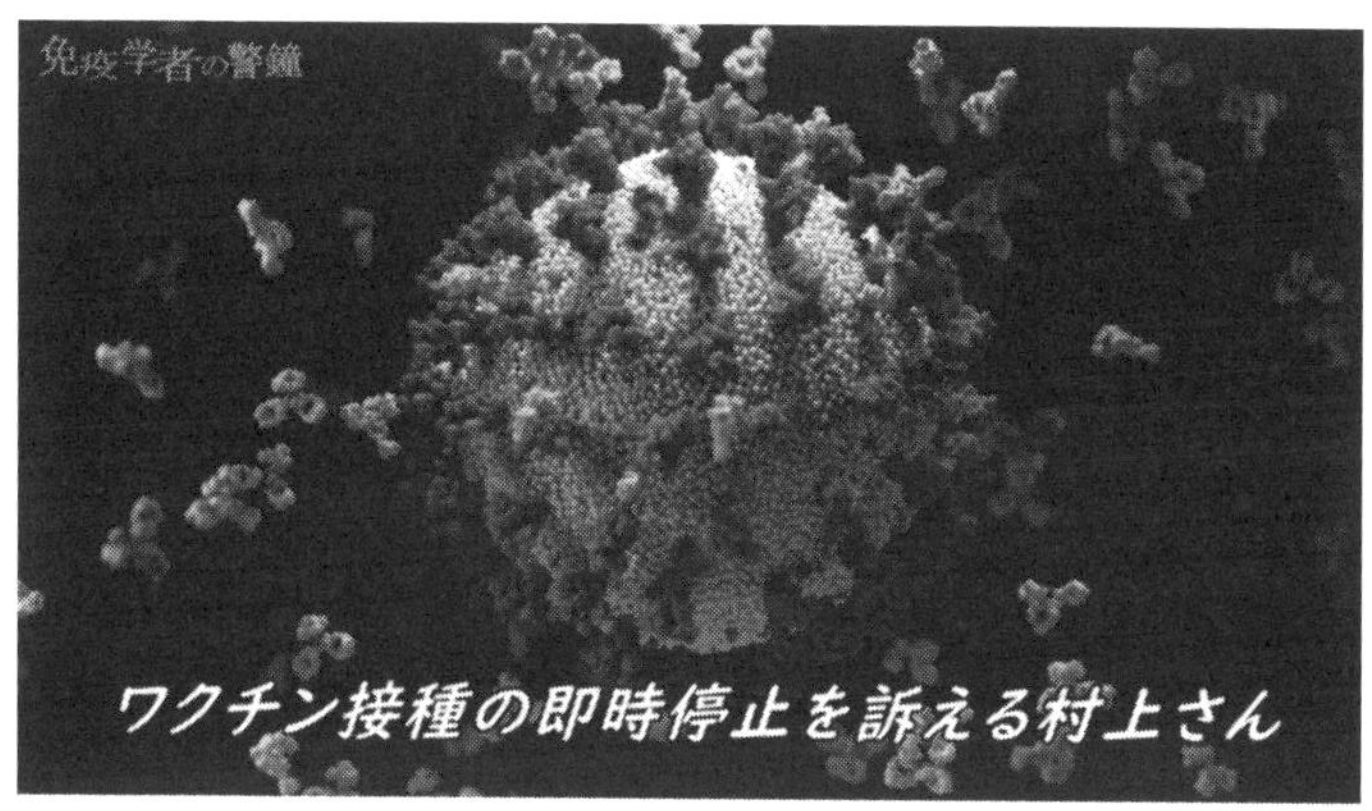

2-9

新型コロナワクチン接種後 健康被害救済審査状況
2023年5月8日現在 厚労省資料より

申請受理	7473件
認定	2595件
	(うち死亡 53件)
否認	346件
保留	49件
審査未了	4483件

2-10

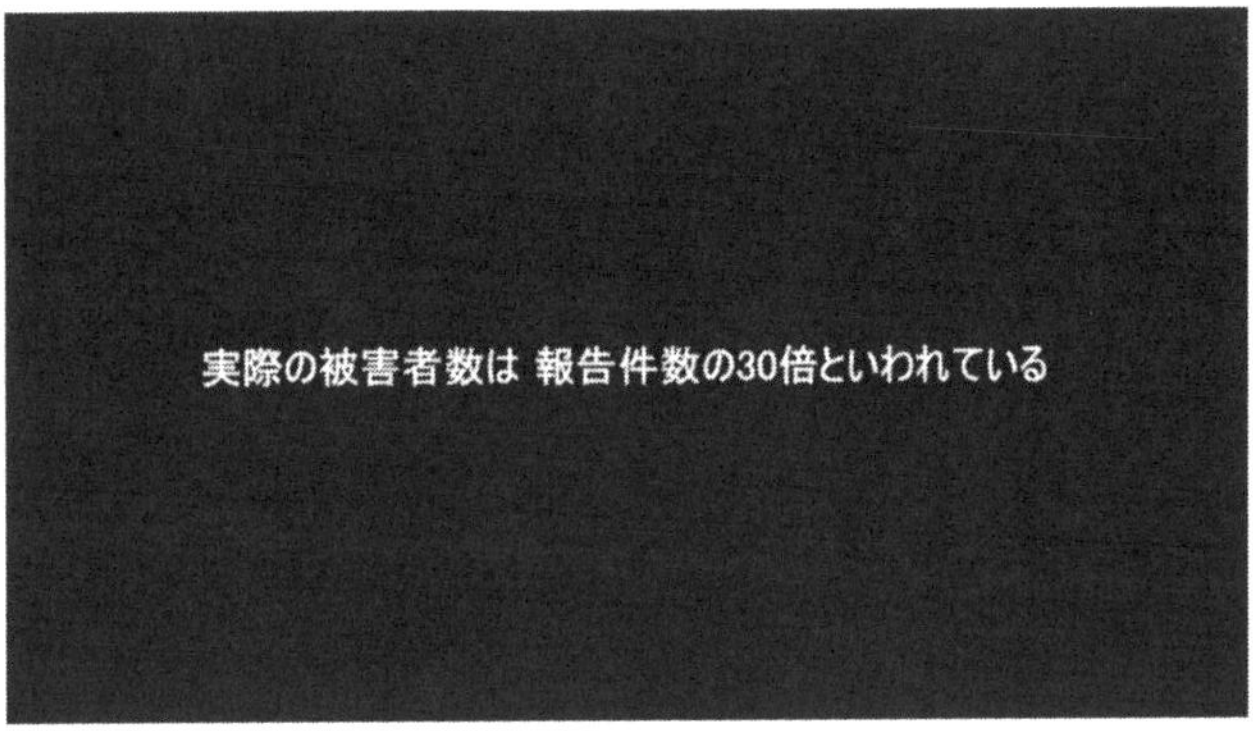

実際の被害者数は 報告件数の30倍といわれている

2-11

山路　打ってみんな副反応で苦しんで、結局感染はして、何がよかったのですか？　**何か良いことあったのでしょうか？**

村上　**ひとつもなかった、**と思うのですよね。本来はコロナのようなウイルスでは打たない方がいいんです。**全く打たないのが正解です。**いっぺん打っちゃいますと1種類の抗体が非常に強力に誘導されます。その後もう一度新しい変異型が入ってきても、その抗体は誘導されません。最初の抗体だけがつくられるようになってしまいます。**変異が多いウイルスではワクチン接種をしてはいけない。1回免疫を誘導してしまったならば、打ってはいけないのです、本当は。これが免疫学者の常識なのです。**ということはこの方式はもう失敗しているのですよ、はじめから。

山路　つまり、理論上破綻しているってこと？

村上　**破綻しています。**このスケールでおそらくｍＲＮＡワクチンを打ったことが初めてなのです。今まで全部失敗していたんですよ、ｍＲＮＡワクチンっていうのは。**ｍＲＮＡワクチンは全部失敗していたんです。**

山路　これまで開発は？

村上　開発はやられていて、**10数年前からいろんな開発をやってたのですよね。1個として成功例がなかった。**1個として成功例がないものを、今回だけ**いい加減な動物実験といい加減な臨床試験**で承認をしちゃったじゃないですか。で、打ちましたよね。**案の定、たくさん被害者が生まれているわけです。**

第二回対談について

今回の対談の補足です。

細胞にとってウイルスが感染するということは極めて重大な事態です。というのは、ウイルスは細胞のタンパク質合成の仕組みを乗っ取って使用してウイルスを構成するタンパク質を大量に生産して、最後はその細胞を殺してしまいます。ある細胞がこうして殺されるとその細胞からは、大量のウイルス粒子が放出されて次から次へと細胞に感染していきます。免疫機構は最初に抗体を産生し、抗体によって、ウイルスの細胞への感染を防ごうとします。新型コロナウイルスではスパイクタンパク質というウイルスの表面に存在するトゲトゲの部分が細胞の表面のＡＣＥ２と呼ばれる受容体タンパク質に結合して感染します。

ＡＣＥ２タンパク質は血圧を調整する働きをもち、本来はウイルスが感染するために存在しているわけではありませんが、たまたま、コロナウイルスがこのタンパク質に結合して細胞に侵入しているわけです。ＡＣＥ２受容体は喉などの上気道の細胞に存在していますし、肺胞の細胞にも存在しています。血管の内側にある血管内皮細胞にもこのタンパク質は存在しています。

ｍＲＮＡワクチンで体内に産生させるのはスパイクタンパク質に結合する抗体です。スパイクタンパク質とＡＣＥ２受容体の結合を阻害する抗体は、ウイルスの感染能力をなくしてしまうことから中和抗体とよばれます。ｍＲＮＡワクチンで抗体を体に作らせる仕組みは対談でも説明していますが、ヒトの細胞内にスパイクタンパク質のｍ

ＲＮＡをとりこませて、細胞内でスパイクタンパク質を合成します。この状態は、ウイルスが感染した細胞でおきる現象と同じです。

細胞性免疫というのはウイルスが感染した細胞をキラーＴ細胞で殺す仕組みで機能します。キラーＴ細胞から見たときに、スパイクタンパク質の遺伝子を発現してウイルスを構成するタンパク質を産生している細胞は、実際にウイルスが感染した細胞と見分けがつかず、その細胞はキラーＴ細胞に殺されてしまいます。つまりこのワクチンが成立するためにはキラーＴ細胞がスパイクタンパク質を産生する細胞を殺さないようにするメカニズムが必要なのです。これは細胞性免疫を阻害するということと同じことを意味します。このようにｍＲＮＡワクチンは免疫学の視点からみると矛盾をはらんでいます。細胞性免疫を抑制できないとｍＲＮＡが導入された細胞は免疫システムの攻撃を受けて、その細胞が殺されてしまうのです。大量に抗体産生をおこす一方で、ウイルス感染の防御において重要なはたらきをする細胞性免疫を抑制しなければならないのです。

ヒトのゲノムは多様であって、個々人のゲノムDNAの塩基配列は異なっています。700塩基から1000塩基に一つの割合で異なった部分（これは一塩基多型SNPと呼ばれます。）が存在することが知られています。これに対して医薬品の研究開発に使用される実験動物のゲノムは均一です。ゲノムが均一でバラッキが少ない実験動物では副作用が見つからなくてもヒトに投与した時には副作用がでるというのは医薬品開発では日常茶飯事です。そのため臨床試験は極めて慎重に行われます。

病気の治療薬であれば、投与対象は病気の患者さんですので、多少のデメリットがあっても病気が治ればそれでいいという見方もあり得ます。ところがワクチンは極めて多数の健常人に接種しますので、死亡者が出現する、あるいは重篤な副作用があるようなものは接種してはならないというのが基本原則です。

今回は接種後に大量の死亡者がでています。これまでの医薬品では数人の死亡者がでた段階で医薬品の市販は中止され、多くの場合、どんなヒット商品であったとしても販売禁止になることが普通でした。ワクチンを含めて医薬品は最新の科学技術に基づいて開発されます。そのため、すべてのリスクを把握できないことが多く、重篤な副作用が市販後に出現することはこれまで実際にあったわけです。有名の例はメルク社の抗炎症剤ですが、これは重篤な副作用が出現したため販売中止になったうえに被害者に告訴され、メルク社は売り上げを失ったばかりか、巨額の賠償金の支払いを命じられて、製薬企業の屋台骨がゆらいでしまいました。

今回のｍＲＮＡワクチンは実験的なものであるということから、製薬企業の責任は免除されています。もしも接種後に死亡者が出ても国が補償する仕組みです。このような仕組みは製薬企業にとって極めて有利です。そのようなことを知らずに接種した国民はかなりの割合を占めると思います。

いまから振り返ってみると新型コロナウイルスの致死率は実際にはそんなに高くなく、国民の多くが、こぞって危険性が未知なｍＲＮＡワクチンを接種しなければならないようなものではありませんでした。特に今回は、他の原因による死亡の場合でも新型コロナに対するＰＣＲ検査が陽性であればすべてコロナ死とみなすようにしていましたので、実際の死亡者数はかなり水増しされています。

変異が進んでいくコロナウイルスのようなウイルスでは、「100％の割合で感染を防ぐことができるワクチンを国民全員に短期間の間に一斉に接種するのでなければワクチン接種を行うべきではない」というのが免疫学者の間では常識でした。今回のｍＲＮＡワクチンで誘導される抗体はＩｇＧ抗体です。実際にウイルスに感染した時にはＩｇＧ抗体もできるのですがＩｇＡ抗体も誘導されます。ＩｇＡ抗体は粘膜型抗体とも呼ばれて感染そのものを防ぐうえでは重要な働きをします。ｍＲＮＡワクチンではＩｇＡ抗体はほとんどできませんので、ウイルスの感染を防ぐことは原理的に不可能です。また、国民全員に一斉に接種するというのも実現不可能なことです。

そのため、今回のパンデミックに対しては、ワクチン接種は誤った戦略だったと考えています。これらについて次の対談で紹介していきます。

免疫学者の警鐘 PART 3

ワクチン接種が推奨されたワケ

動画はこちらから

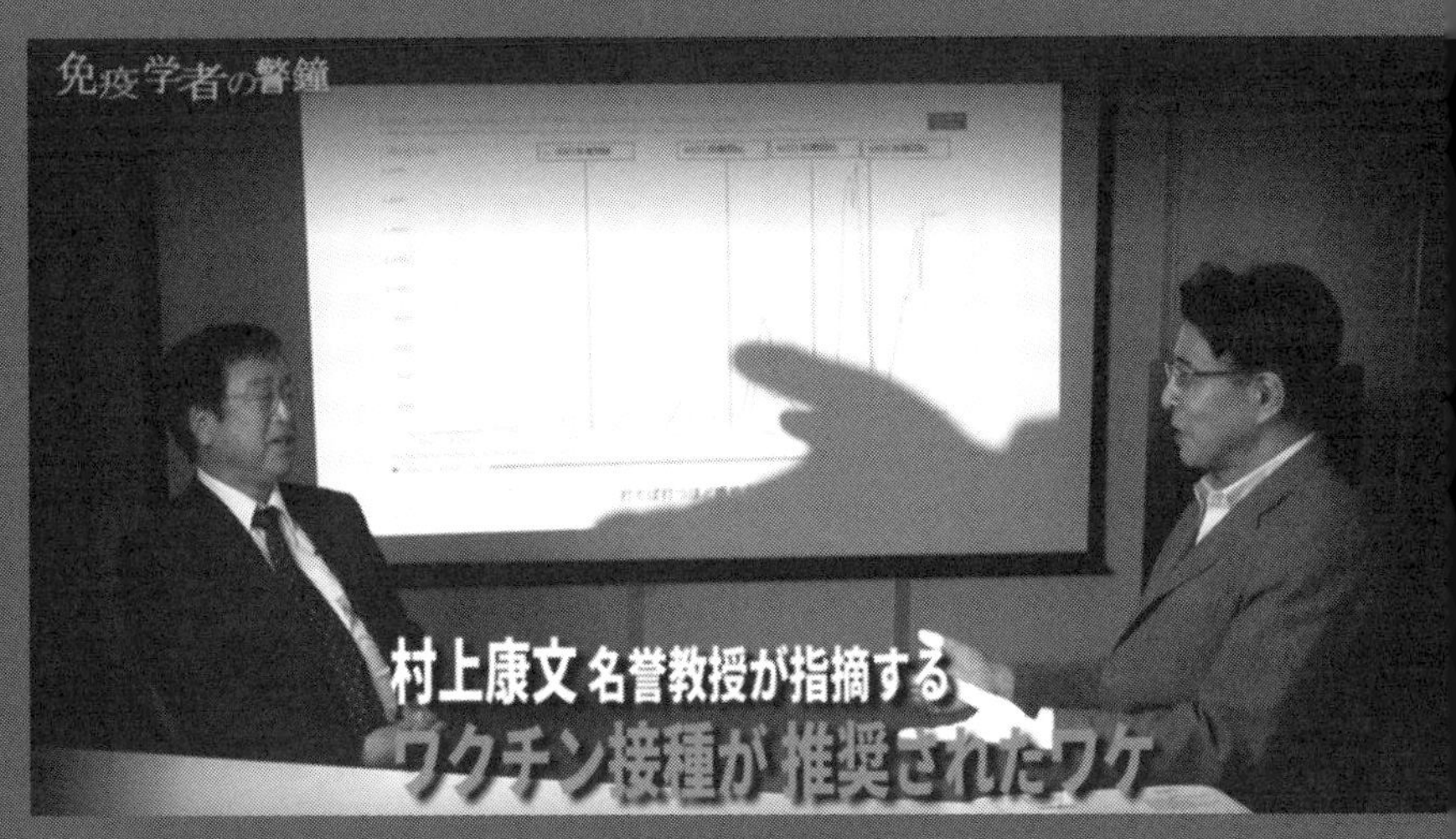

変異の多いRNAウイルスのパンデミックではワクチン接種戦略は破綻することが初めからわかっていた

- 基本原則:変異の多いRNA型ワクチンのパンデミックをワクチンで収束しようとするのは間違った戦略
- GSKやメリンダゲイツ財団でワクチン開発を行ってきたBossche博士はパンデミックの最中にワクチン接種を行うべきではないと早くから主張していた。
- モンテニエ博士、ファイザー元CSOイードン博士も同様

その結果 ウイルスの変異を
加速させてしまうことになる

Dr. Mike Yeadon

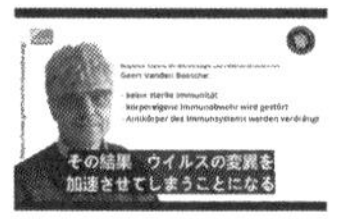

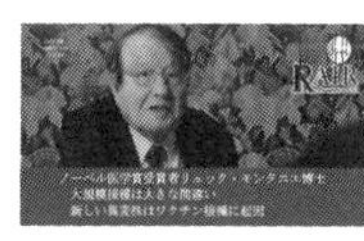

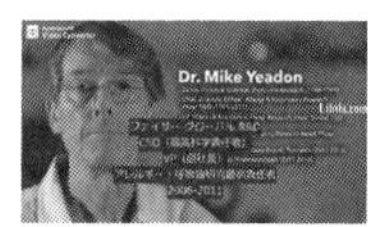

3-1

山路　誰も試したことのないワクチンをね、みんなで打て、打てって言って、厚生労働省もマスコミもみんなで盛り上げて……

村上　**（ワクチンは）はじめからやる必要のないものだったのです。**打つ必要がないものを皆さんに無理やり打たせるために、今回のコロナウイルスは重くなるよ、死ぬ可能性がありますよ、肺炎になるよ、という情報を意図的に流して、その一方で安い薬は売らせない、有効じゃないっていう情報を流したのです。**（ワクチン接種は）一切必要なかった**と思います。

《そもそも既存の薬で対処できた》

村上　2020年の6月ぐらいには、どういうふうな医薬品で治せるかという話は見えていたので

古くて安い医薬品は巨大製薬企業にとっては魅力がない

- たとえ有効であったとしても薬価が高い医薬品でなければ巨大な製薬企業にとっては魅力がない。
- 新薬の開発コストは1200億円を超えており高薬価の医薬品を売らなければ巨大製薬企業の経営が成り立たない
- COVID19については早くから安くて古い医薬品が有効だとされていた
  - イベルメクチン
  - ヒドロキシクロロキン
  - ステロイド
  - 抵抗力をたかめるビタミンD　など
- 最大の問題はこれらの医薬品が使用されないよう情報操作が行われ、特にアメリカでは使用が禁止され最悪のケースでは医師のライセンスの剥奪まで行われた

3-2

す。安くて古い薬でも十分治せるということが分かっていました。**イベルメクチンだとか、あるいは有名な安くて古い薬**ですね。

山路　つまり、これまで使ってきた……

村上　そうなのです。それらさえ投与すれば治せると。1つの問題はですね、古くて安い薬なわけなので、**それを売っても製薬会社は儲からない**わけですね。それらを利用してはいけない、っていうふうにいろんなメディアを使って誘導しちゃったんです。本来ならばそういう安い医薬品、非常に安全で有効なものがありましたから、それらさえ投与すれば十分治せたと。それらを抑えちゃったわけですよね、売らせない。**アメリカはドクターのライセンスを剥奪するということまでやっています。**

2020年6月17日のBBCニュースの紹介

- 新型コロナウイルス治療に「画期的発見」 ステロイド剤が重症患者に効果
  - 重症者の致死率が大幅に下がる
  - COVID-19の死者を減らすと初めて立証された薬は、高価な新しい薬ではなく、古くからずっと使われてきた、きわめて安いステロイド剤だった。
  - イングランド首席医務官クリス・ウィッティー教授は、「COVID-19にとってこれまでで一番重要な臨床試験結果だ。手に入りやすく安全でなじみのある薬によって、酸素供給や人工呼吸器が必要な人の致死率が大幅に下がった。(中略)この発見が世界中で人命を救う」と評価した。

3-3

山路　つまり、ワクチンを打たなきゃダメだと。

村上　**ワクチンにどうしても誘導したかったと。**

山路　なるほど。そうしたアメリカのような大きな国の流れみたいなものを、日本はもろに影響を受けた……

村上　ヨーロッパも影響を受けましたし、我が国も影響を受けたわけです。

《高齢者だけ守ればよかった》

村上　本来は病原性も低かったですし、お年寄りだけを守ればよかったんです。お年寄りだけを感染したら病院にちゃんと入れればよかったのです。**ステロイドのようなものを使うと肺炎になったとしても抑えられると。**

村上　本来は20代30代40代ぐらいまでの人達が**早くに**

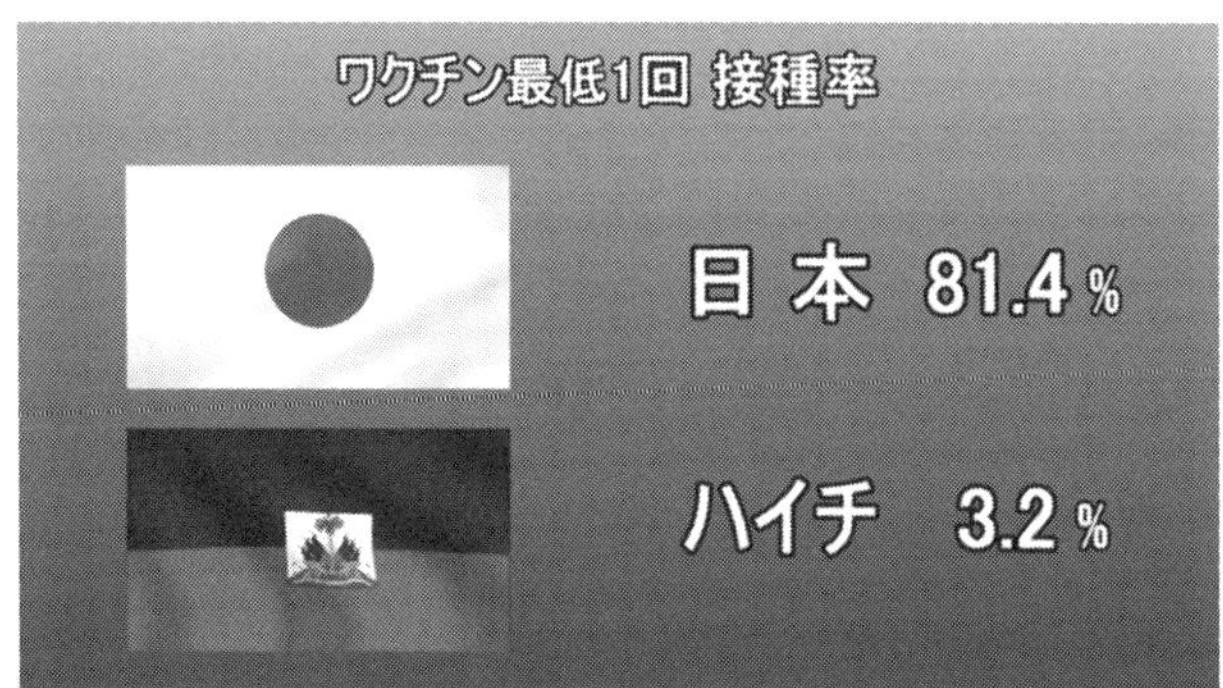
ワクチン最低1回 接種率
日本 81.4％
ハイチ 3.2％

3-4

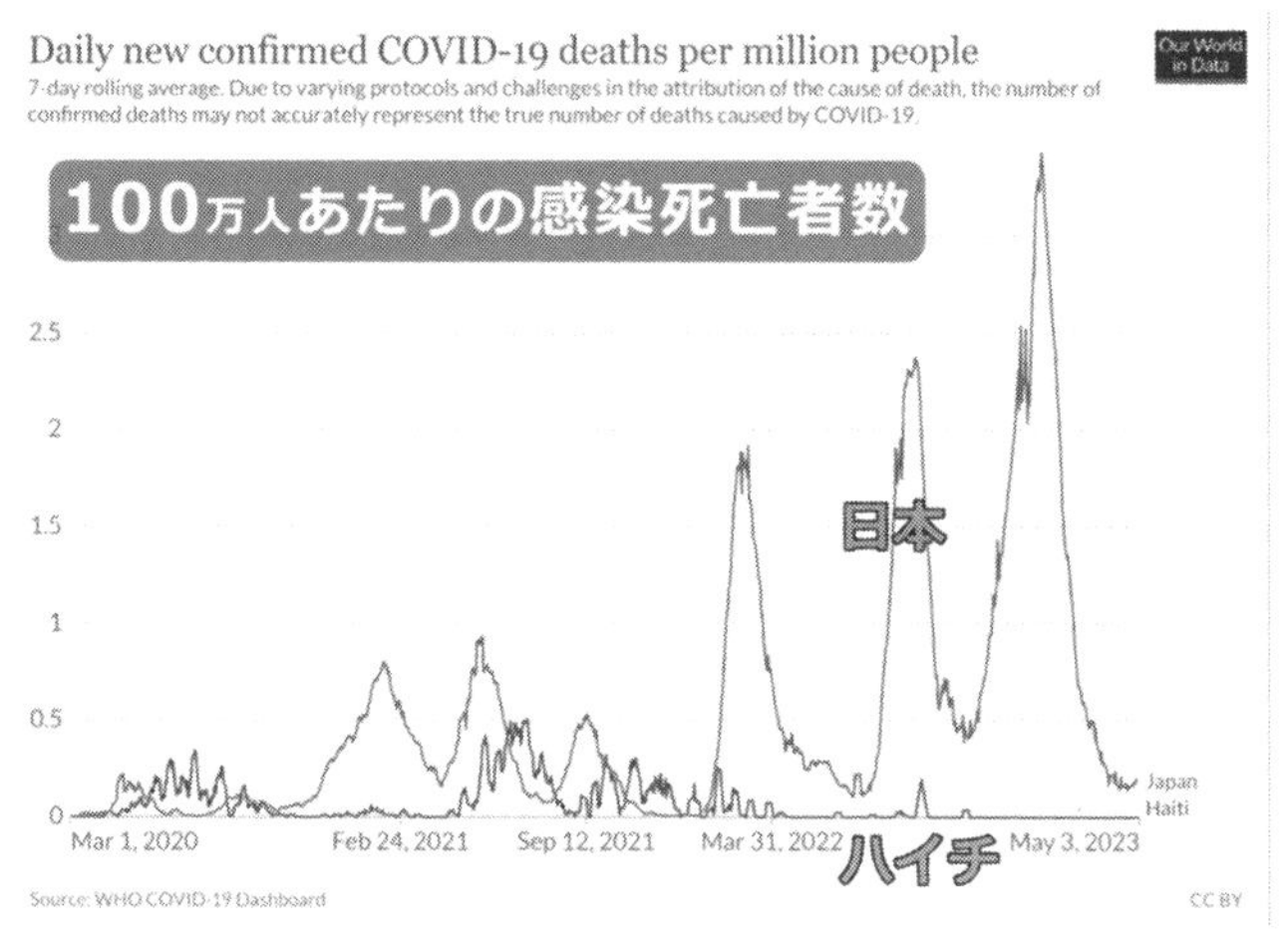
Daily new confirmed COVID-19 deaths per million people
7-day rolling average. Due to varying protocols and challenges in the attribution of the cause of death, the number of confirmed deaths may not accurately represent the true number of deaths caused by COVID-19.
Our World in Data
100万人あたりの感染死亡者数
2.5
2
1.5
1
0.5
0
日本
Japan
Haiti
Mar 1, 2020
Feb 24, 2021
Sep 12, 2021
Mar 31, 2022
May 3, 2023
ハイチ
Source: WHO COVID-19 Dashboard
CC BY

3-5

感染をしてしまえば、もう終わっていたはずです。そういう方策を選んだ国は、早くにパンデミックが終了しています。

《もともと日本人には有効な抗体があった》

村上　あともうひとつ。僕ら、２０２０年のことなのですけども、４００人ぐらいのボランティアを集めて採血させていただいて、どういう抗体を持っているかを調べたことがあります。**約７割が反応する抗体がありました。**日本人の、首都圏で。ということはね、前のコロナウイルスの抗体、免疫が実は残っていたのです。翌年、理研ってありますよね、有名な理化学研究所。あそこが同様の発表をいたしまして、**古いコロナウイルスの免疫があって、それが新型のコロナに対しても有効ですよ**という話を出していたっていうことは、欧米と比較して圧倒的に少なかったですよね、感染者も少ない、死亡者も圧倒的に少ない。**おそらく何もしなければね、死亡者も増えない、感染者も増えなかったんです。**というのは、ベースの免疫がありましたから。そうだったにもかかわらず、**免疫抑制する働きを持っているｍＲＮＡワクチンを注射して、破壊しちゃったわけですよね。**

《医療機関はワクチンバブル⁉》

山路 お医者さんの中でも接種を勧める人もいるじゃないですか。だから僕ら普通の一般人からすると、どうしていいか分からなくなっちゃうっていう人もいると思うんですよね。

村上 **打てば打つほどお医者さんにお金が入ります。**アルバイト料にしても何にしてもですね、ひとり打つとお金が相当入るんですよね。2019年ぐらいまでは病院の経営状態は非常に悪かったんです。ところがコロナがはじまって、2021年から打ったじゃないですか。そのへんから非常に良くなったのです、経営状態が。

山路 それは厚生労働省の方針と、お医者さんのそうした様々な事情が、利害が一致して、いわば一蓮托生のごとく……

村上 そうだと思いますよね。本来ならば**接種をやらない方が良かった**のに。そういうことを皆さん言っていたのです。私も2021年の夏もそうですし、春ぐらいから止めるべきだというふうな話を、**厚労省のあの人達にもよく言っていたのですが、すべての接種は止めるべきだと。**

《オリンピック開催の影響》

村上　オリンピックの問題が非常に大きかったと思っていまして、ワクチンを打たなければ外国から人を呼べないみたいなね。

山路　ひとつのそこに線引きが……

村上　線引きがなされて、みんなのワクチン接種が終わらないと、外国から新しい変異型ウイルスが入ってきた時に抑えられないって言っていたんですが、ちゃんと我々は、1年ぐらい前に、日本人にはベースの免疫があるから打たなくても大丈夫だというふうに言ってましたし、厚労省にも僕は行ってですね、お話をしていたんですよ。ところが新しいものって言いますか、mRNAワクチンはすごく有効率が高いというふうな謳い文句、ふれこみで、打たれはじめて、それで打たないとまともな社会人じゃないみたいな、ね。

山路　そうなのですよ。もうなんか、**自分のためじゃないよ、人にうつさないためだよ**、とか言われるとね、日本人は人に迷惑をかけないっていうのが基本的に一番の響くところだから。

村上　ところがヨーロッパでEUのヒヤリングがありまして、じゃあ「**ワクチンを**

打ったらば、人にうつさないのか？」というふうな質問をした方がいるのです。ファイザーの研究者を呼んで。ところがファイザーの研究者は「**そんな実験やってない**」って言うんですね。

山路　そんなことは言ってないよと。

村上　言っていませんよ、感染を防ぐなんて言っていませんよ、と。**うちのワクチンは重症化を防ぐだけなのです**、それしかやっていないんですよ、と言うわけですよね。だから政府が言っていた、人のために「**思いやりワクチン」っていうのはサイエンスのエビデンスは1個もなかった**のです。本当にワクチンが必要な病気もありますが、必要じゃない病気も多いわけですよね。今回の新型コロナウイルスには、僕は最初から必要なかったと思います。

第三回対談について

今回のパンデミックでは不自然な動きが目立ちました。安くて有効な医薬品があるにもかかわらず、その情報を隠蔽し、使用できないように圧力をかけたというのは信じがたいことです。このようなことが行われた背景に何があったのかをここでは考察します。このような科学的な議論が封殺されて不自然な情報統制が行われた裏には、経済的・社会的な事情があるとみるべきです。

今回ｍＲＮＡワクチンを速やかに製造したのはモデルナとファイザーです。モデルナはＲＮＡ医薬品の開発を行っているというよりも、ＲＮＡ医薬品しか開発を行っていない製薬企業です。これまでただ一つとして成功した医薬品は存在せず、今回のパンデミックにおけるｍＲＮＡワクチンがなければ会社は消滅していた可能性が高いと思います。もう一つのファイザーですが、こちらは創薬の大きなトレンドに乗り遅れた製薬企業と言えます。

日本だとあまり考えにくいことですが、アメリカでは保険システムが十分整備されていないこともあって、医薬品を選択する際に極力価格の安いジェネリック医薬品が選択されます。ジェネリック医薬品とはブランド薬、つまり先行する製薬企業が多大なる研究開発コストをかけて世に先駆けて開発した薬のコピー版です。医薬品は特許で守られますが、医薬品の研究開発期間が長いため、ある新薬が承認されて販売を始めてから6～7年で特許切れを迎えることが多いのが実態です。

ブランド薬の研究開発には1000億円以上のコストが必要です。最近では2000億円に接近しているかもしれません。アメリカでは特許が切れると間髪を入れずにジェネリック医薬品が登場し、多くの場合市場の95%を奪ってしまいます。せっかくリスクをとって、多大なる研究開発費を投入して上市まで持ち込んだ新薬があっという間に売れなくなるというのは、新薬を開発できる大手製薬企業にとってはたいへん不都合なことです。特に2010年ころには多数の大型医薬品の特許が一斉に切れて製薬企業の経営は大きなダメージを受けました。これが製薬企業の2010年問題と言われているイベントです。

製薬企業に2010年問題という重大な事態が訪れた時に製薬企業が取った選択肢は、ジェネリック医薬品ができにくい医薬品の開発にシフトすることでした。その代表が、抗体医薬と核酸医薬でした。抗体医薬は有望な製品が多数、上市され、抗体医薬で先行していたロッシュなどは大きく成長しました。小野薬品とブリストルマイヤースクイブ社のオプジーボなども有名です。このようなトレンドに乗り遅れたのがファイザーです。

ファイザーが目を付けたのはビオンテックというバイオベンチャー企業でした。この会社も上市できた製品はありませんでしたが、ｍＲＮＡワクチンの開発を行っていました。実はパンデミックが始まる前の２０１９年にアメリカのジョンズホプキンス大学で今回のパンデミックのリハーサルが行われていました。コロナウイルスの感染拡大が起きるという想定で、実際におきたパンデミックと、うりふたつのシミュレーションが行われていました。これはイベント２０１と呼ばれています。

このイベントが行われて間もなく、新型コロナウイルスのパンデミックが始まりました。普通のワクチンの開発期間は最短でも5年で、実際には10年かかるケースもあります。こうなると速やかに開発できそうなものを実用化しようという流れが生じます。その流れにファイザー・ビオンテック連合とモデルナが便乗するというのは容易に考えられることです。

今回のｍＲＮＡワクチンでは製薬企業は免責になっています。つまり薬害が生じても製薬企業には賠償の責任がないわけです。

これはファイザーとモデルナにとって絶好の機会と言えるでしょう。薬害が生じても賠償する責務がなく新薬ともいえる新型ｍＲＮＡワクチンを世に出せるわけです。ただし、そう進めるためには大きな障害があったのです。製薬企業の医薬品が通常の審査によって承認されると製薬企業の責任は免除されることはありませんが、緊急事態における緊急承認であれば責任を取る必要がなくなります。**ただし、緊急承認というシステムが成立するためには、ほかに有効な治療薬などが存在しないことが条件になります。**

緊急承認というシステムを活用するためには、安くて効果が高い医薬品を市場に出さない、あるいはその情報をデマとして封殺する必要があったのです。ｍＲＮＡワクチンの問題と、それが緊急承認された経緯については、十分に調査する必要があると思います。

免疫学者の警鐘　PART4

ワクチンを接種した人はどうすればいいのか？
IgG4抗体レベルの下げ方とは

動画はこちらから 

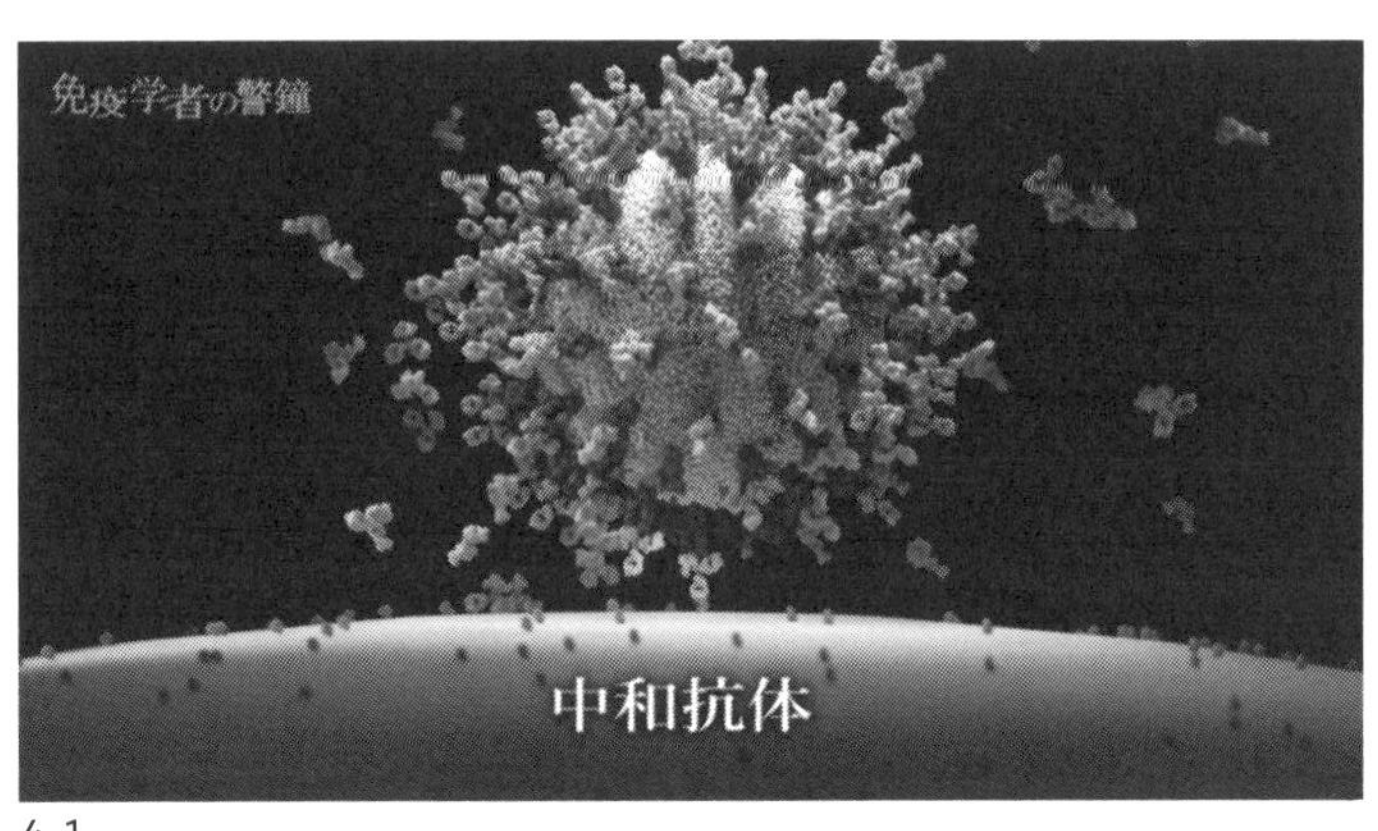

4-1

山路　大変な反響で、やはり日本はですね、皆さん少なくとも1回接種した人が81％に上ってますから、打った後に大変心配されている方が多いということで、PART4では**打ってしまった人はどうしたらいいか**、この点についてじっくり解説していただきたいと、よろしくお願いいたします。

村上　おそらく一番問題になってくるのが、免疫が抑えられるってことですよね。**免疫抑制**っていう現象がありまして、普通のワクチンだと誘導しないような抗体が誘導されます。これがmRNAワクチンのひとつの特徴でありまして、**免疫抑制能力を持っているようなIgG4という抗体が誘導されること**が、私は大きな問題だと思ってるんですね。

抗体のクラスとサブクラス

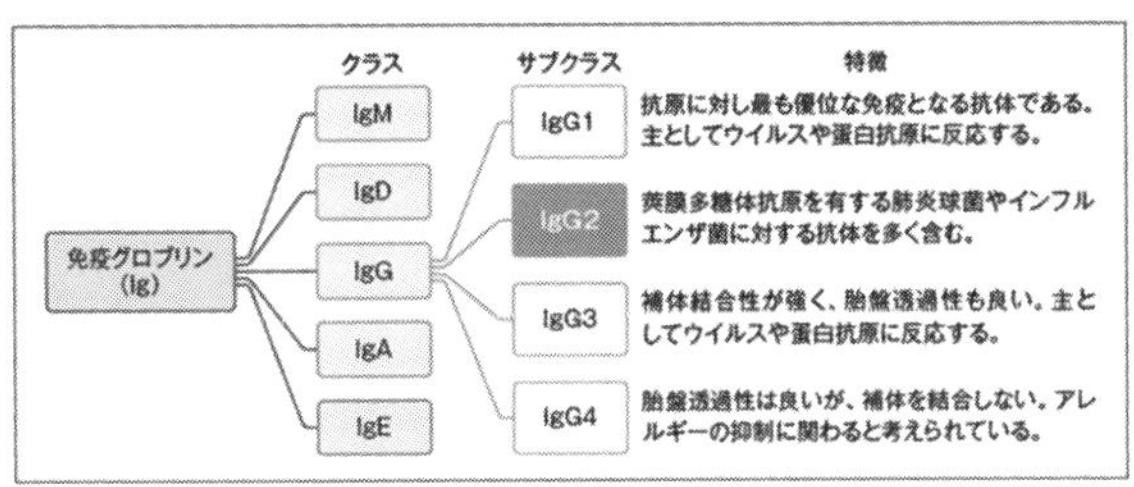

一般社団法人日本血液製剤機構ウエブサイトより

4-2

ここで免疫について、簡単におさらいしておきましょう。

免疫は、細菌やウイルスから私達の体を守る、いわば防疫機能です。鼻や口からウイルスなどの病原体が入ってくると、まず、白血球の中にあるマクロファージや好中球といった免疫細胞が迎え撃ちます。マクロファージと好中球は病原体を飲み込んでしまうことから、貪食細胞とも言われています。マクロファージは病原体を飲み込むとともに、サイトカインと呼ばれるタンパク質を分泌し、ヘルパーT細胞に異物の侵入を知らせます。すると、ヘルパーT細胞から知らせを受けたB細胞は、形質細胞に変化し、侵入してきた病原体の抗原に合う抗体を産生します。この抗体は、マクロファージや好中球のブロックをすり抜けてきた

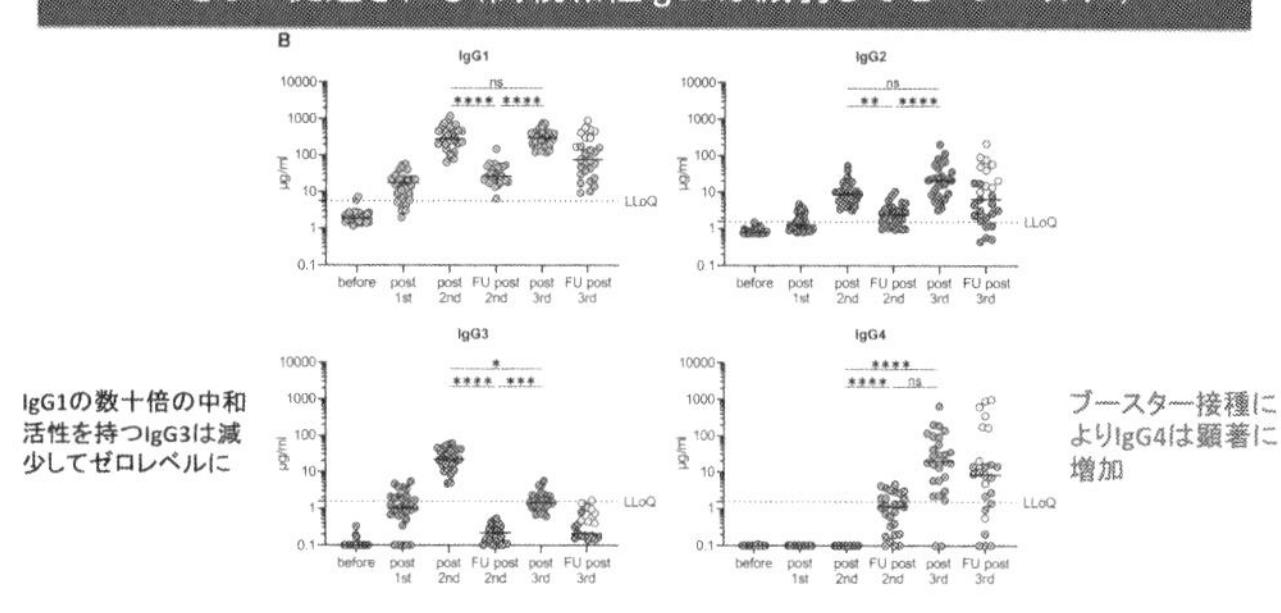

病原体の抗原に結合し、病原体を無力化するのです。

抗体は５つのクラスに分かれています。そして最も多いＩｇＧ抗体は、その役割別に４つのサブクラスに分かれています。そして今回問題になっているのが、**免疫を抑制する作用があるＩｇＧ４**です。

ワクチンの頻回接種でＩｇＧ４抗体が顕著に増加することは、研究結果でも明らかになっています。

村上　普通、抗体は免疫で重要な働きをしているんですが、問題は、ＩｇＧ４抗体はそうじゃなくて、反対に悪さをする抗体ができてしまう、と。

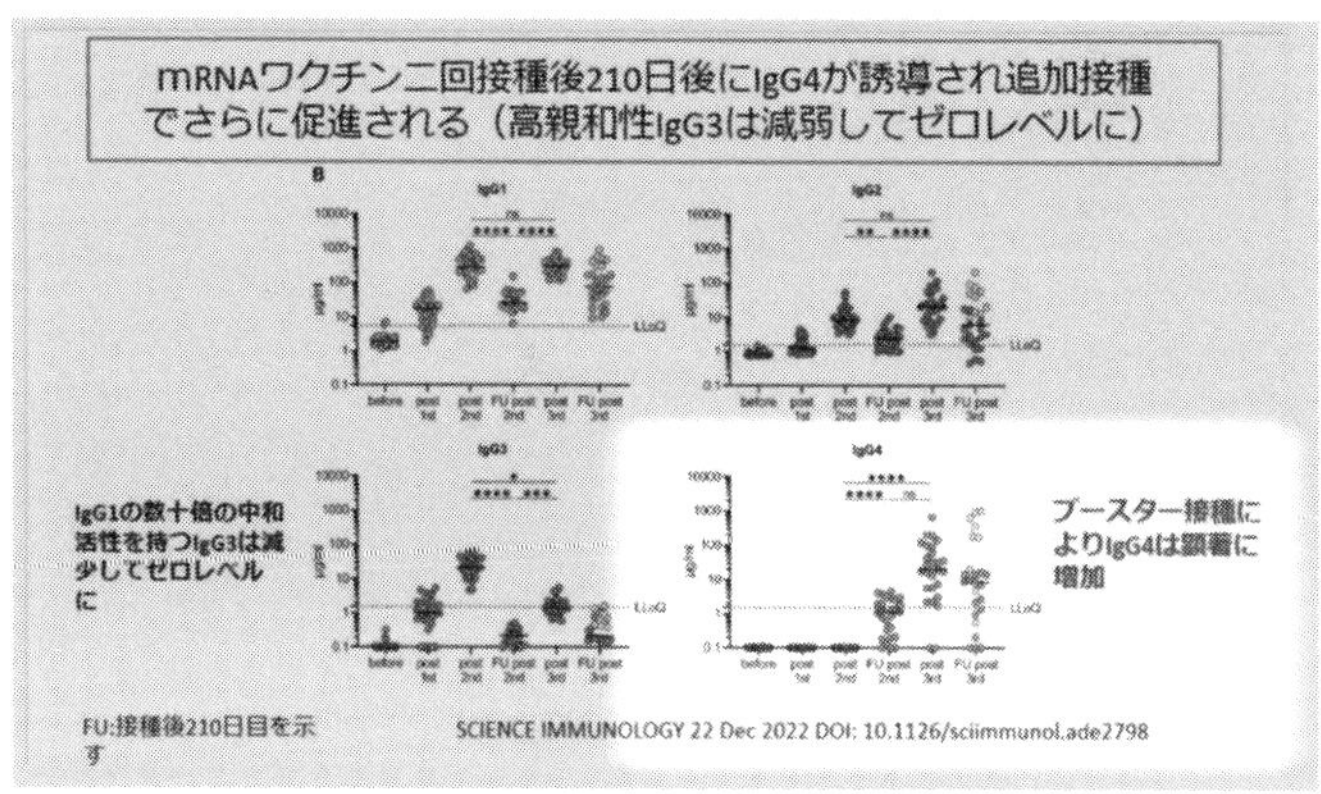

4-4

山路　PART1から3までこれまでお送りしてきて、その中で度々IgG4という問題が出てきました。これは**免疫を抑制させる働きがあるがゆえに、例えばこれまで我々が自分達の免疫で戦っていた病気、これが抑えられなくなっていくという怖さがありますよね。具体的にはがんになりやすくなったり……**

村上　免疫で抗体というのは非常に重要な働きをしておりまして、2つの働きが抗体にはあるのです。1つは**抗原と反応してくっつく**、というのと、もう1つは**リンパ球を集めてくる**、と。ひとつのがん細胞を見つけますよね、そこに抗体がくっつくじゃないですか。そうするとそれが出発点になりましてリンパ球が集まってきて、みんなで協力してがん細胞をやっつけようという話になるわけ

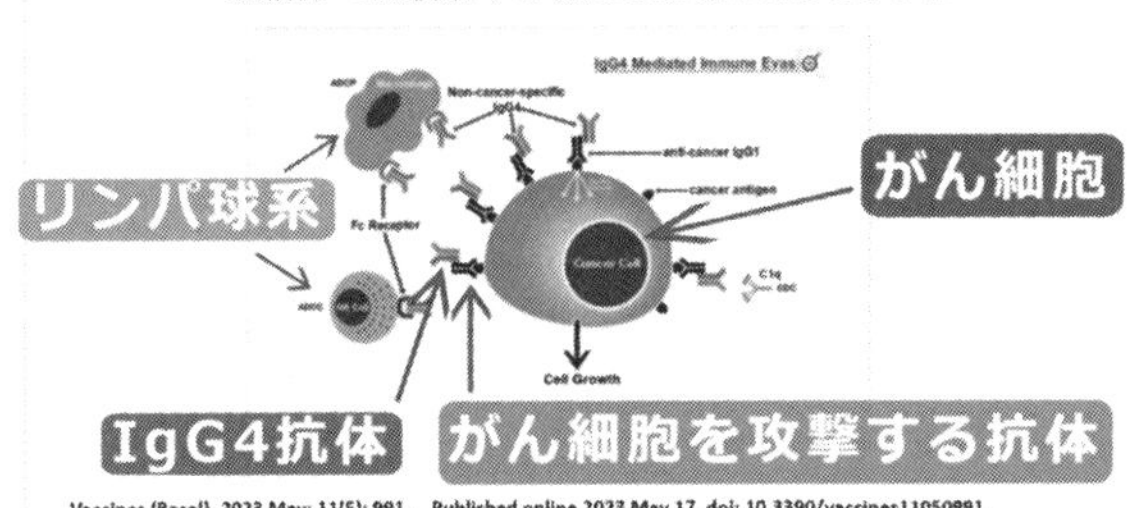

4-5

ですよね。

山路　そういうストーリーがあるわけですね。

村上　抗体は重要な働きをしているんですが、その流れを乱す抗体がＩｇＧ４なんです。反対に邪魔するんですよね。**リンパ球が集まるのを抑えちゃいます。それが問題なんです。**

山路　それが免疫抑制と言われるゆえんなのですね。

村上　そうなのです。ひとつのがん細胞がありまして、その周りの抗体がくっついていますよね。これは優秀な抗体でがん細胞をやっつけるような抗体なのですが、**普通だったらこの抗体をめがけてリンパ球系の細胞が集まってきてやっつけるわけですよ。ところがＩｇＧ４ができちゃいますと、この２つの相互作用を抑えちゃう**ということなので、がん細胞がやられなくなってしまいますので、増え始めると

IgG4抗体はウイルス感染細胞に対する免疫細胞の攻撃も妨害する

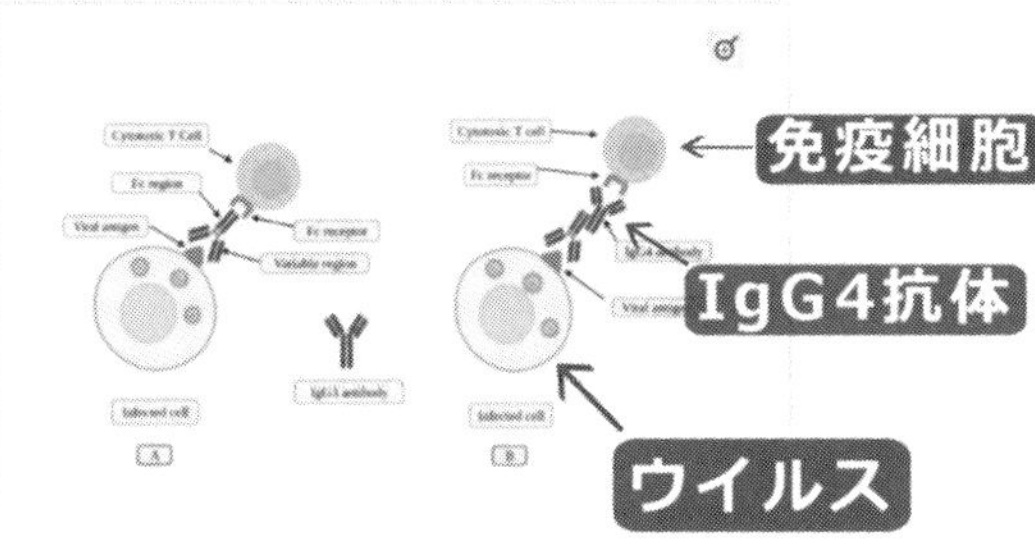

Vaccines (Basel). 2023 May; 11(5): 991.　Published online 2023 May 17. doi: 10.3390/vaccines11050991
IgG4 Antibodies Induced by Repeated Vaccination May Generate Immune Tolerance to the SARS-CoV-2 Spike Protein

4-6

いうことなのです。こういう抗体を誘導するのが非常に大きな問題だということになりまして、**がんが増えてしまう**、と。

山路　つまりがん細胞というのは、前回もお話ししていただいたように、人間の体は日々がん細胞を生んでいて……

村上　毎日何百個かがん細胞が生まれていて、そのひとつひとつのがん細胞がこのような仕組みで排除されると、本来は。

山路　ところが**ＩｇＧ４に置き替わってしまうと、排除できなくなってしまう。**

村上　そうなのです。

山路　これは決してがん細胞のみならず、様々な抗原に……

村上　もちろん**ウイルスが入ってきた時に、同じ現**

IgG4抗体が増加すると癌細胞の排除もうまくいかなくなる

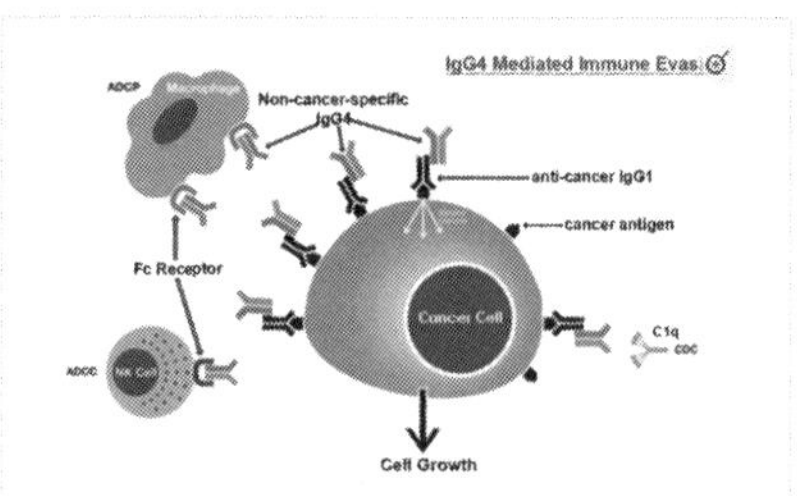

Vaccines (Basel). 2023 May; 11(5): 991. Published online 2023 May 17. doi: 10.3390/vaccines11050991
IgG4 Antibodies Induced by Repeated Vaccination May Generate Immune Tolerance to the SARS-CoV-2 Spike Protein

4-7

IgG4抗体はウイルス感染細胞に対する免疫細胞の攻撃を妨害する

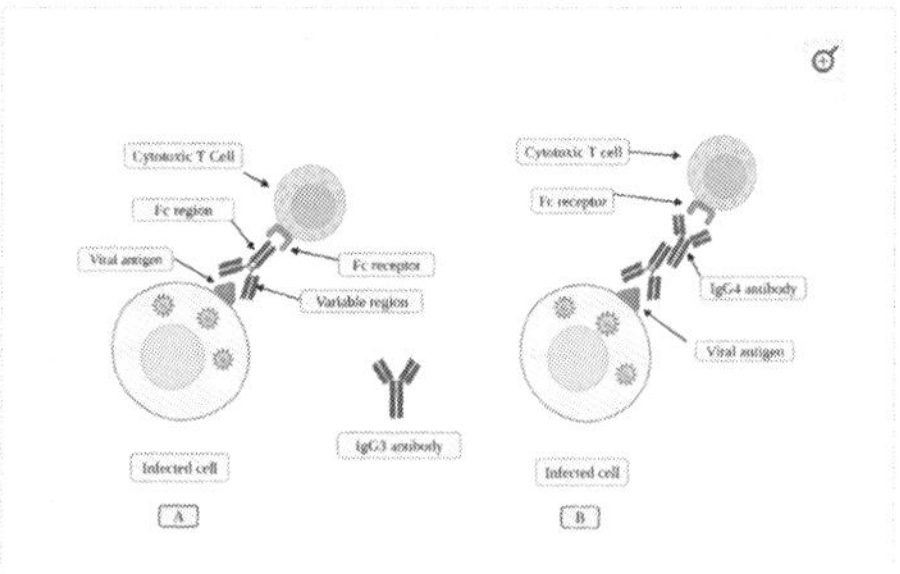

Vaccines (Basel). 2023 May; 11(5): 991. Published online 2023 May 17. doi: 10.3390/vaccines11050991
IgG4 Antibodies Induced by Repeated Vaccination May Generate Immune Tolerance to the SARS-CoV-2 Spike Protein

4-8

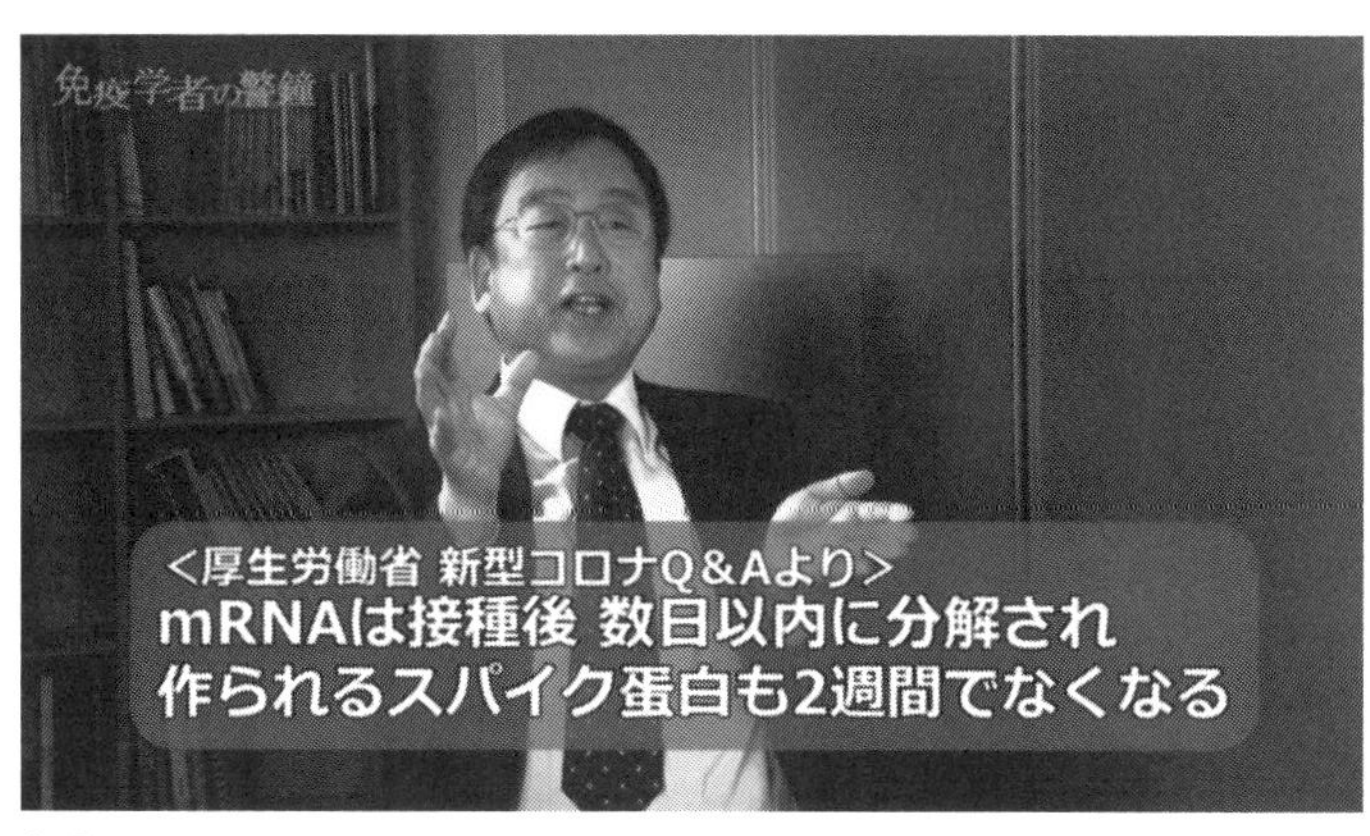

免疫学者の警鐘
<厚生労働省 新型コロナQ&Aより>
mRNAは接種後 数日以内に分解され
作られるスパイク蛋白も2週間でなくなる
4-9

象が起きるわけですよね。ウイルスが入ってきた時にひとつの抗体がくっついてやっつけようとするわけですよね。ところがそこでIgG4抗体が入ってくると、その働きの邪魔をしてしまうということなので、いろんな免疫反応を抑えてしまう、と。

山路　3回以上接種した人達に顕著にIgG4が現れるというお話だったわけですけど、これどうしたらいいですか？

村上　ひとつは、（ワクチンを）**打つのをやめればいいのです**。打ってから一週間ぐらいで（IgG4レベルは）ものすごく上がるのですが、放置しておくと落っこちていきます。で、**1年ぐらいすると非常に低いレベルになります**。

山路　ということは、今打ってしまった人も絶対に次は打たない、ということ。

村上　ええ。打つのをやめれば低いレベルになっていきますので、こういう現象は起きなくなります。**問題は半年に1回とか、毎年打つと落っこちたところでまた上がりますよね、ＩｇＧ４レベルが。それが問題なんです。だから、接種をやめてしまえばいいのです。**

村上　ただもうひとつ問題なのは、ｍＲＮＡ型というのはなくなるっていうふうに言われていましたよね。注射したｍＲＮＡは、注射した後に細胞内でタンパクはつくるのだけど、早くになくなるっていうふうに言われてるじゃないですか。ところが、**半年以上もつっていうことが分かっている**んです。下手すると**1年経ってももっていたという例もある**のです。ということは、**1回注射したものはずっと存在していますから、ずっと免疫細胞に抗原がありますよって情報伝達する**のです。

山路　そうするとそれに誘い出された抗体が、どんどん産生されるっていうことですか？

村上　ええ。普通だとＩｇＧ４抗体ができないのですが、ｍＲＮＡ型だとどうしてＩ

gG4抗体になるかというと、mRNAが長持ちしているのが理由の1つなのです。消滅しないから、1回だけ山になって終わるわけじゃないのです。**長期間mRNAが働いていて、スパイクタンパク質の量は減りますけれども、一貫して供給される、それでIgG4抗体になっていく**、と。

山路　つまり、滞在期間が長いから抗体もどんどん出てきちゃうということなんですね。それで置き替わっちゃうっていうことなのですね。

村上　ですから、**接種をやめてしまえばいいんです**。

山路　打たない、という他にできることはあるんでしょうか?

村上　おそらくダメージを受けたりしていると思うんですよ、多くの細胞が。それも1年間接種をやめればほとんど入れ替わります。ダメージは確かに打つことであちこちに生ずるわけですけれども、打たない期間が延びれば延びるほど、入れ替わりますから、細胞が。

山路　**死んだ細胞は生き返らないけれど、置き替わる**っていうことですね。

村上　死んだ細胞は食われちゃってなくなりますし、増えてくるのです、新しい細胞が。**丸1年すると私は私なのですが、そこにいる私はほとんどの細胞が入れ替わって**

接種によってダメージを受けても多くの細胞は入れ替わる

- 人体は、1日で1兆個もの細胞を入れ替えています。
- 不要になった細胞は死に、その近辺の元気な細胞を細胞分裂させて2個にし、その一つを失った細胞に入れ替えます。
- 神経細胞などのように入れ替わりがない細胞や、心筋細胞のように入れ替わりに長い時間を要し一生で半分以下しか入れ替わらない細胞もありますが、体を構成する多くの細胞は絶えず入れ替わっています。
- 現在、問題がない人は追加接種をしないことが重要です。不幸にも接種後遺症が発症した方は後遺症外来の診断をお勧めします。

Evidence for cardiomyocyte renewal in humans
Science. 2009 Apr 3; 324(5923): 98–102. doi: 10.1126/science.1164680

4-10

いる、と。そういうものなんです。

ワクチン接種によってダメージを受けても、多くの細胞は入れ替わります。人体は1日で1兆個もの細胞を入れ替えています。不要になった細胞は死に、その周辺の元気な細胞が細胞分裂をすることで死んだ細胞にとって替わります。神経細胞や心筋細胞は例外ですが、体を構成するほぼ全ての細胞は絶えず入れ替わっています。こうしたことから、**ワクチン接種後に後遺症がない人も追加接種をしないことが重要です。後遺症を発症した人は後遺症外来で受診することをお勧めします。**

村上　ということで、打たないということは非常に重要なのです。**打てば打つほどダメージが累積していく、**

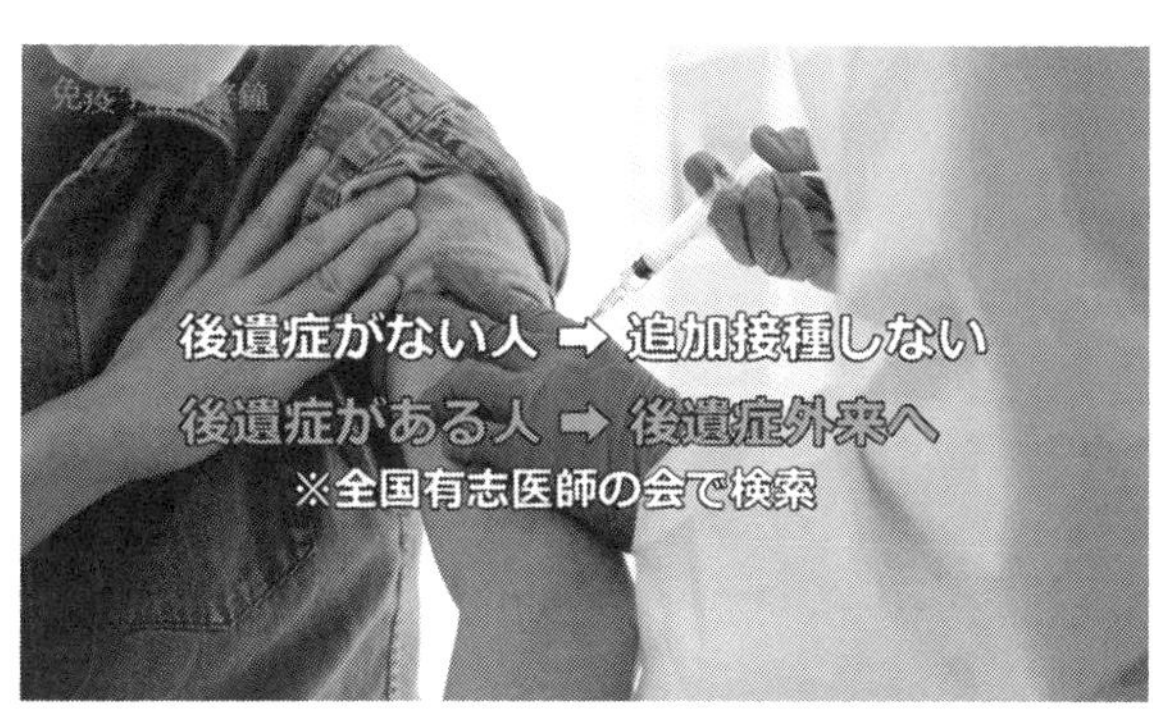

4-11

入れ替わる暇がない、と。

山路　今、もう6回、7回という接種の声がかかっていますよね。現状、先生としてはどのように思われますか？

村上　**やってもしょうがないことをどうしてやるのだろう**、ということで、もちろん（接種回数を）増やせば増やすほど相当リスクが高まるわけですよ。抗体がハイレベルになったところにもう一度スパイクが供給されますので、**抗原抗体複合体**っていうやつをつくるのですね、それが**方々の血管で目詰まりをしてしまう**、と。だから本当は3回目も4回目も5回目も6回目も（ワクチン接種は）やるべきではない、と。

第4回対談について

今回はＩｇＧ４についてさらに説明します。

最初に、抗体だけでパンデミックの収束をめざす戦略が間違ったものであることから始めます。コロナウイルスのスパイクタンパク質のｍＲＮＡを細胞に導入してスパイクタンパク質の抗体を大量に誘導するというのが今回のｍＲＮＡワクチンの特徴ですが、このやり方はウイルスが変異していくと効果が薄れていきます。

このような呼吸器関連細胞に感染するウイルスに対しては粘膜型抗体のＩｇＡを誘導するのが極めて有効なのですが、今回のｍＲＮＡワクチンではＩｇＡの産生を誘導することはできません。そのため自然免疫の防波堤が破られると、喉や肺のＡＣＥ２受容体発現細胞にウイルスは感染し増えていきます。今回のｍＲＮＡで誘導されたＩｇＧ抗体は血液中に主として存在していますので、肺での感染は防げなくても血液に侵入したウイルスが血管内皮細胞に感染して、血管炎をおこすなどといった重症化していく流れは止めることができます。

ただし、これはウイルスの突然変異によってワクチンで誘導されたＩｇＧ抗体がコロナウイルスのスパイクタンパク質とＡＣＥ２受容体の結合反応を阻害できる間だけのことです。ここでさらに考えなければならないことは、現在の先進国の多くは新型コロナウイルスの原点である武漢型ウイルスのスパイクタンパク質を標的としたｍＲＮＡワクチンを接種しているということです。つまり、武漢型ウイルスのスパイクタンパク質に対する抗体を多くの人たちが血液中に保有しているということです。この状態はウイルスにどのような影響をあたえるでしょうか。

コロナウイルスのようなＲＮＡ型ウイルスの特徴の一つは突然変異が多いということです。ヒトでは遺伝情報は細胞の核内にある染色体ＤＮＡに記されています。細胞が分裂するときにはＤＮＡからＤＮＡが複製されますが、この時には複製ミスを修正する仕組みが存在するために複製のミスは少なくなっています。一方で、ＲＮＡからＲＮＡを合成するウイルスではコピーミスを修正する仕組みは不十分であることが知られており、ウイルスが増えれば増えるほどコピーミスが生じます。そのためにコロナウイルスでは多くの突然変異が発生します。

マジョリティの人たちが同じ抗体を持っているとウイルスはどのような方向に変異

していくでしょうか。答えは簡単で、スパイクタンパク質のＡＣＥ２受容体と結合する部分に変異を持つタイプの変異型は、抗体がその部分に結合しにくくなっていくため、抗体によるＡＣＥ２受容体への結合阻害が起きにくくなり、細胞に感染する確率が高くなりますのでどんどん優勢になっていきます。このプロセスが進めば進むほどウイルスは抗体による感染防御を逃れる方向に変異していきます。これが実際におきている現象です。

いずれ抗体はスパイクタンパク質に結合だけはするものの、感染防御の面では役に立たなくなる、これは実際に現象としてはおきており、この文章を書いている時点で感染拡大している変異型に対しては抗体による防御はほぼ完全になくなっています。

それでは変異型に対応した抗体を誘導することを目的としたワクチン接種はどうかということですが、これも効果はありません。抗原原罪という現象が知られており、一度あるタイプの抗原で免疫して抗体を誘導してしまうと、少し構造が異なった変異型を抗原としたもの、例えば、ＸＢＢ対応型のワクチンを接種しても武漢型スパイクタンパク質と共通の構造を持つ部分に対する抗体だけが誘導されますので、効果はあまりないということになります。

現在、感染拡大しているウイルスは武漢型スパイクタンパク質とXBB型のスパイクタンパク質の共通した部分にも変異が入ってしまい、抗体のスパイクタンパク質への結合力は弱くなっており、ワクチンで誘導した抗体による防御という戦略は完全に破綻しています。

ワクチンで誘導した抗体が中和活性を失っただけであればゼロに戻っただけですが、IgG4が誘導されてしまうと、パンデミック対策としてはマイナスになってしまいます。IgG4抗体は、抗体が持つ二つのはたらきのうち、一方が失われた抗体です。IgG抗体には二つのはたらきがあります。一つは抗原タンパク質に結合する機能です。もう一つはエフェクター機能と呼ばれるものですが、他のリンパ球を呼び寄せて、ウイルスに対して総力戦とも言える戦いを行う機能です。

ウイルスが抗体で覆われると、そのかたまりはマクロファージに貪食されるようになります。さらには、補体と呼ばれるタンパク質の複合体が、抗体が結合したウイルスにさらに結合して、ウイルスを、赤血球を利用して除去するプロセスが始まりますが、ＩｇＧ４ではこれらの機能が働きません。そのため血液中からのウイルスの除去が遅れてしまいます。

抗体がＩｇＧ４化するとウイルスの除去ができなくなるばかりか、他の感染症に対する免疫やがん細胞を除去する機能も働かなくなります。このようにＩｇＧ４は腫瘍免疫や感染症免疫ではマイナスの効果を持つことがわかっているので、これまでのワクチン開発においては、ＩｇＧ４抗体が誘導された時点でそのワクチンは失敗作として開発中止になるのが常でした。このような常識的な判断さえ行われていないのが日本の現状です。

ＩｇＧ４抗体レベルを下げるために重要なことがもう一つあります。ウイルスの再感染を防ぐということです。一度ＩｇＧ４が誘導された人がコロナウイルスに再感染すると、低下してきたＩｇＧ４抗体は再度上昇します。ｍＲＮＡワクチン接種を速やかに全面中止し、感染拡大をおきなくすることが重要です。

免疫学者の警鐘 PART5

ファイザーワクチン　製造ロット別　有害事象の実態

動画はこちらから

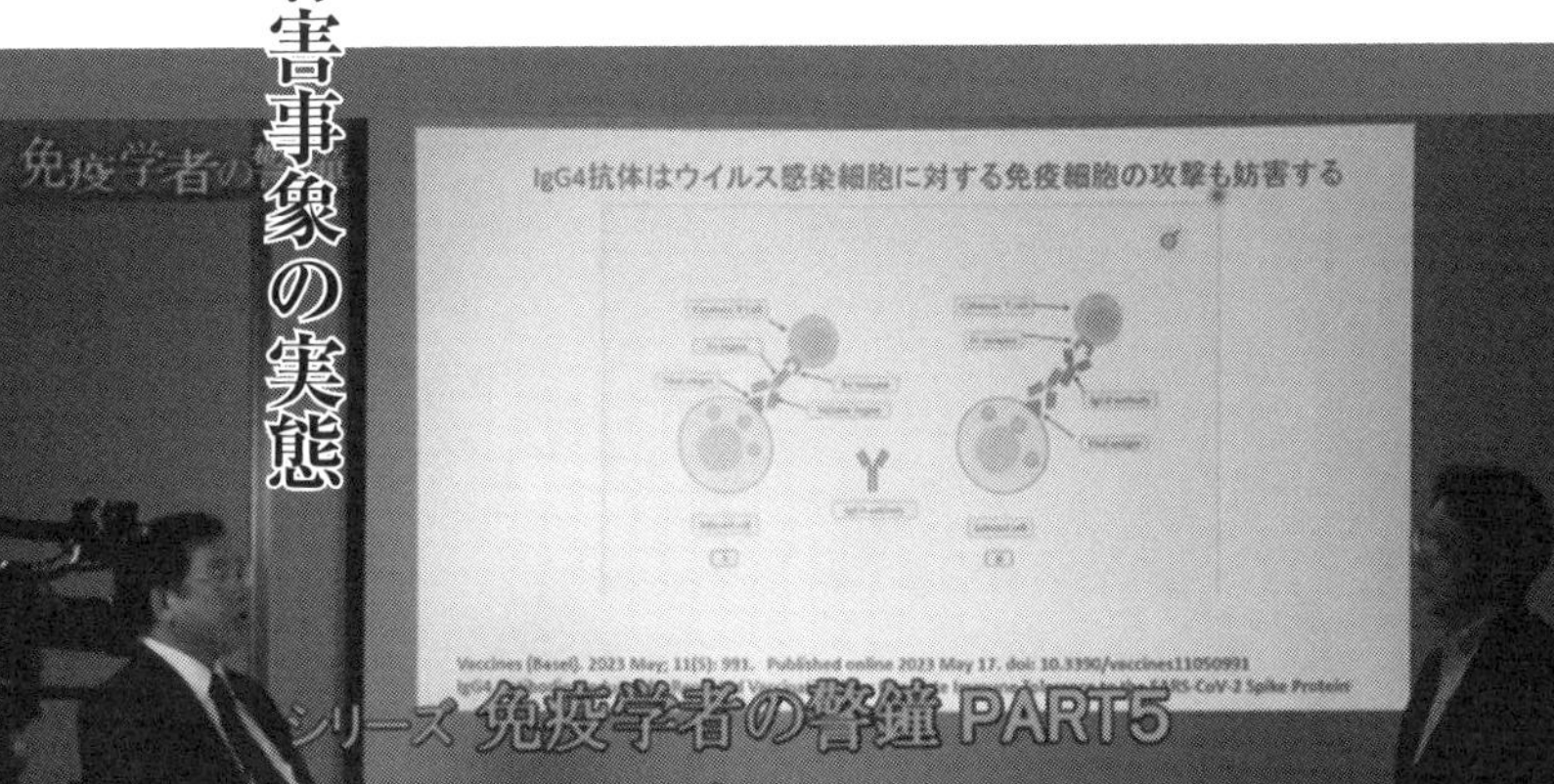

山路　最近また新しい論文が出てきてるという話もありますけれど。

村上　みんながみんな、副反応が出るわけではないというのがようやく分かってきまして。

山路　打って大丈夫な人、ダメな人。その違いというのが分かったということですか？

村上　１００％分かったわけではないんですけれども、ひとつの説明がつきそうなデータが出てきまして。

この論文は、デンマークの研究者が**ファイザーワクチンの有害事象を製造ロットごとに調べたもの**です。調査の結果、有害事象の発生率がロットによって全く違うことが明らかになりました。

村上　ヨーロッパ、デンマークの論文（５−１〜５−４）。横軸がひとつのロットを何人に打ったか、縦軸が有害事象が発生した数です。３つに分かれていると思いません？　傾向としては。これＡラインってそんなに接種をしてないんだけれども、もの

副反応：ロット間の差が激しい。

Batch-dependent safety of the BNT162b2 mRNA COVID-19 vaccine

Schmeling et al., *Eur J Clin Invest.* 2023;53:e13998. □

https://doi.org/10.1111/eci.13998

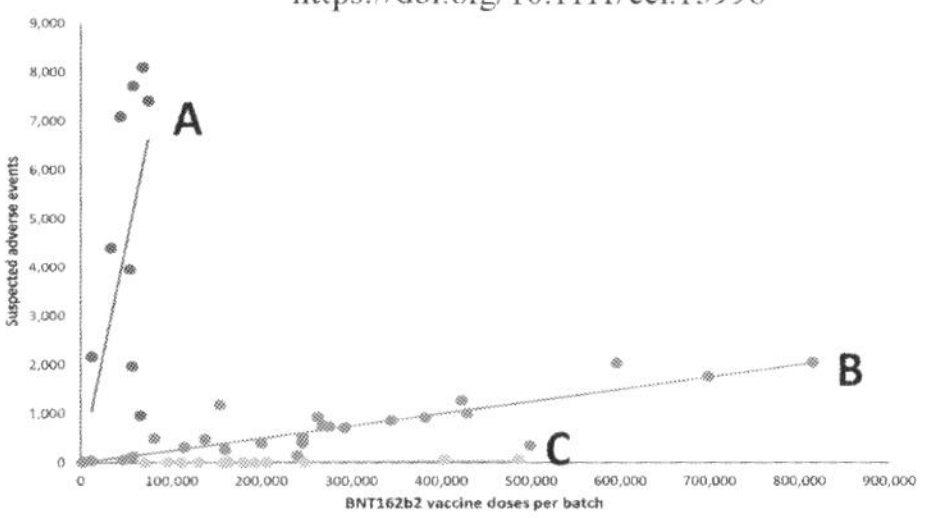

A：4.2%[全有害反応件数70.8%（深刻：27.5%、致死：47.2%）]：特に危険70%有害反応

B：63.7%[全有害反応件数28.8%（深刻：71.5%、致死：52.0%）]：危険30%有害反応

C：32.1%[全有害反応件数0.38%（深刻：1.0%、致死：0.9%）]：まあ危険0.4%有害反応

5-1

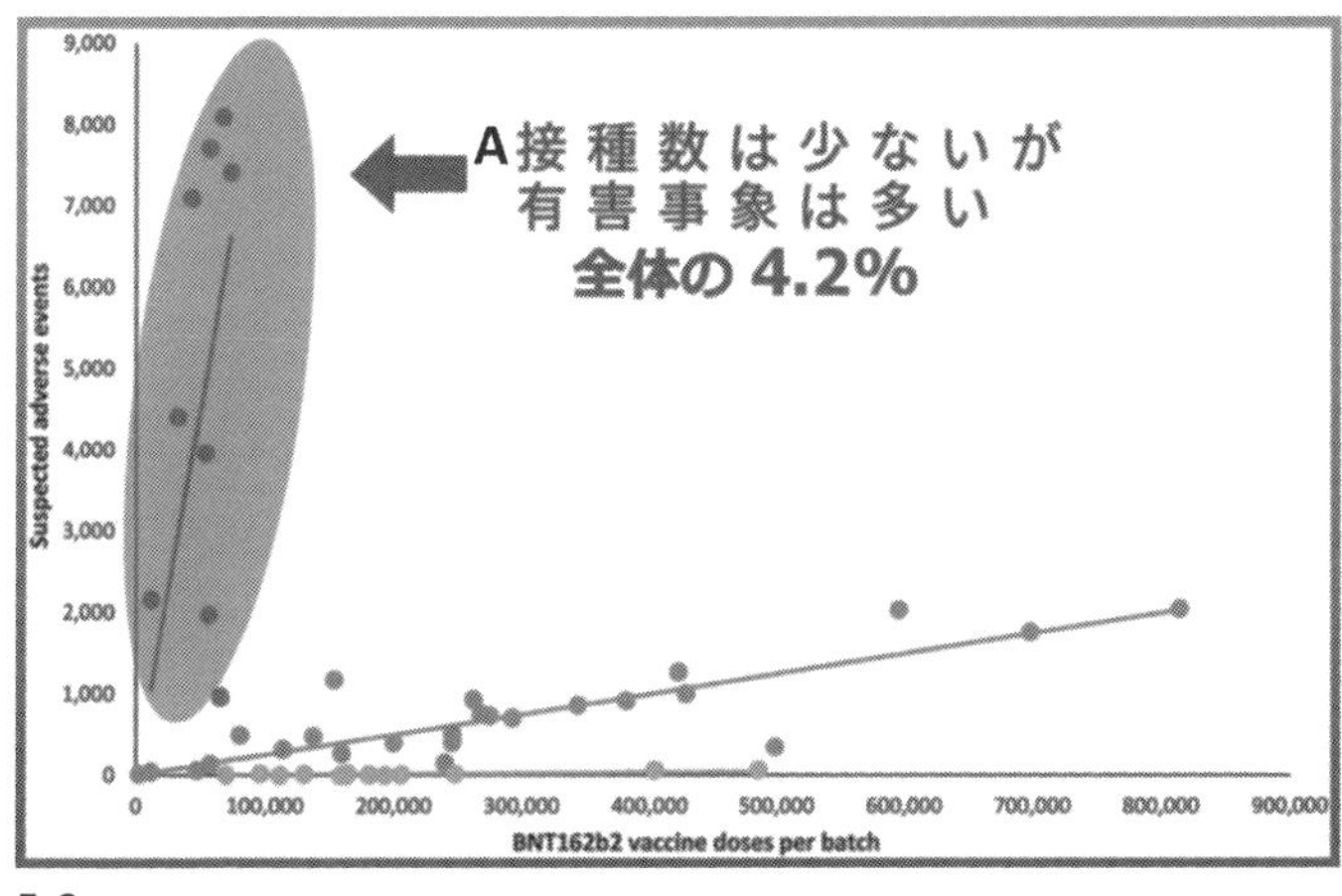

5-2

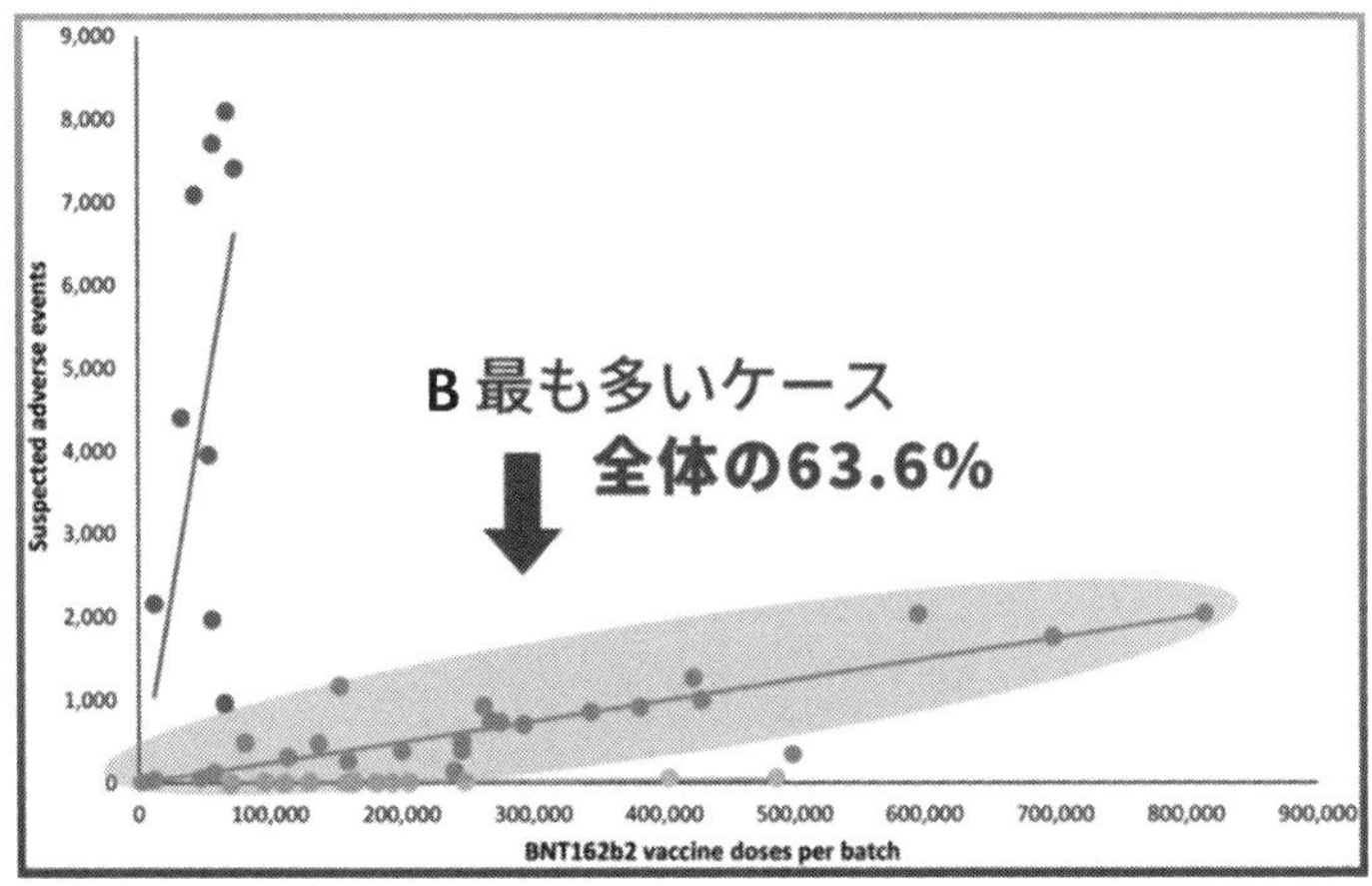
9,000
8,000
7,000
6,000
5,000
4,000
3,000
2,000
1,000
0
Suspected adverse events
B 最も多いケース
全体の63.6%
0
100,000
200,000
300,000
400,000
500,000
600,000
700,000
800,000
900,000
BNT162b2 vaccine doses per batch

5-3

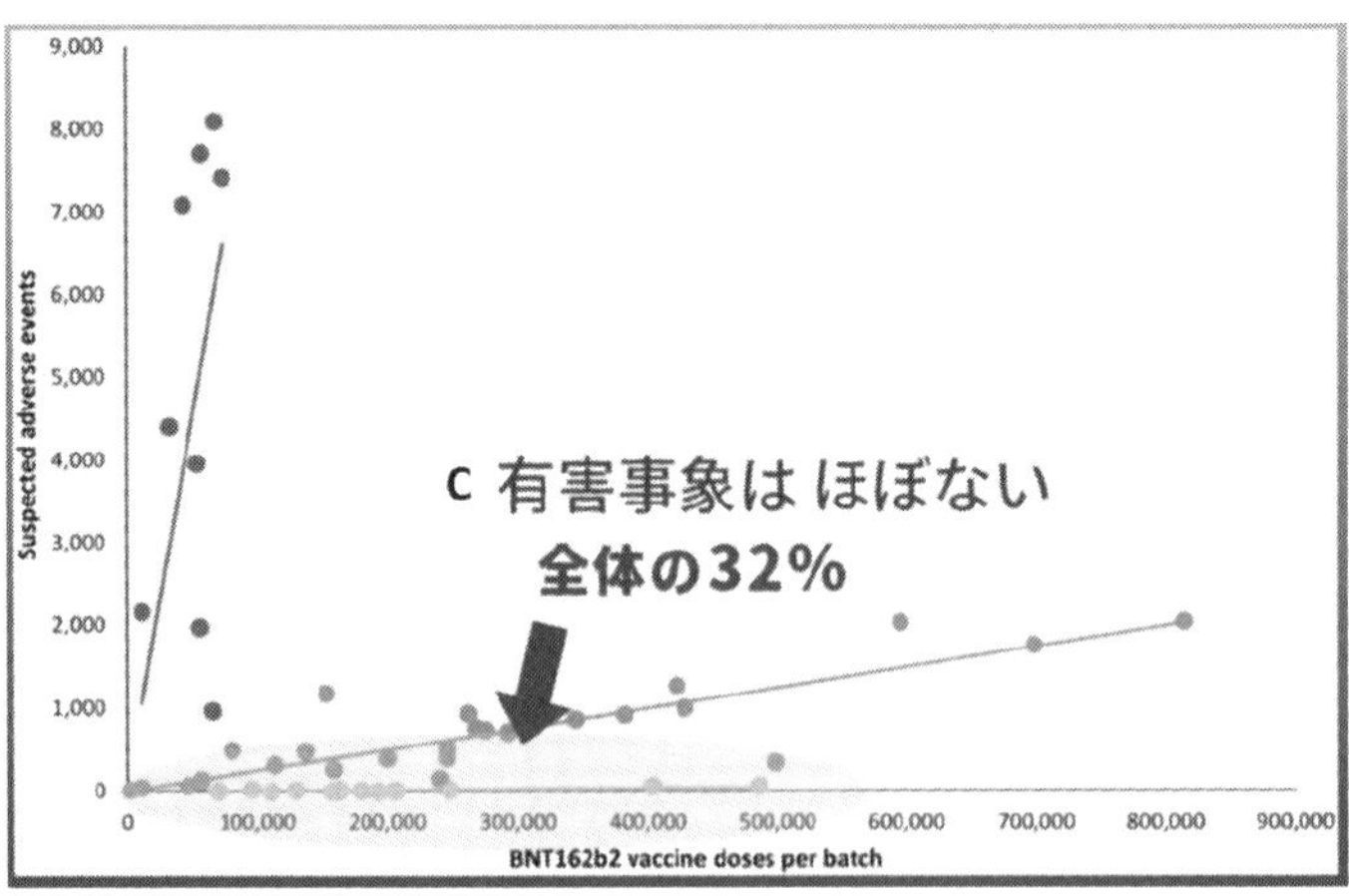
9,000
8,000
7,000
6,000
5,000
4,000
3,000
2,000
1,000
0
Suspected adverse events
C 有害事象は ほぼない
全体の32%
0
100,000
200,000
300,000
400,000
500,000
600,000
700,000
800,000
900,000
BNT162b2 vaccine doses per batch

5-4

すごい有害事象が出てますよね。これが最も危険なタイプ。

山路　つまりそれは、ロットによって分けられる？

村上　ロットによって分けられて、**非常にハイリスクなロットがあって、これが全体の約４％なんですよ。極めて有害だ、と。**マジョリティはこの辺（Ｂライン）なんですよね。もうひとつ驚いたのは、全く有害事象がないものなんです。Ｃラインです。

山路　これどういうことなんですか？

村上　製造が多分バラバラなんですよ。品質が一定だとすると、おそらくＢのような形なんですね。

山路　品質が良い場合と……

村上　良いも悪いも一定じゃないんですよ。ｍＲＮＡが長いものもあれば短いものもありますし、あと**細菌由来の毒素が混じっているっていう可能性**が最近言われるようになっているんですね。

山路　毒素？

ｍＲＮＡワクチンは製造過程において大腸菌が利用されます。そのため、大腸菌に

エンドトキシンとは

- エンドトキシンとは大腸菌のようなグラム陰性菌の細胞壁成分のリポ多糖のこと
- mRNAワクチンではmRNA合成に使用しているプラスミドDNSは大腸菌で製造している
- 大腸菌を破砕してからプラスミドDNAを精製しているため大腸菌の成分の一つであるエンドトキシンが残存している可能性が考えられる
- エンドトキシンが残存しているものを接種すると敗血症性ショックをおこす
  - 実験動物は急死する

5-5

含まれる毒素がワクチンに残存している可能性があるのではないかと、疑われています。

村上　よく混じるんですよ、こういうものに。我々の実験室でも、水の中で大腸菌が増えますよね。そうすると大腸菌が有害な物質を持っていて、それが**ちょっと混じるだけで**、それを動物に注射しますよね、**死ぬんですよ、動物が**。

山路　打ったとたんに？

村上　**エンドトキシン**と言うんですよ。有名な物質なんですよね。

村上　ほとんどの細菌はそのような有害物質を持ってるから、人に投与するものでは除かないといけないんですよ。もうひとつはｍＲＮＡの量ですよね。

有害事象のロット差の原因は何か

- 大腸菌由来の毒素（エンドトキシン）残存の有無
- mRNAワクチン主成分のmRNAの量のばらつき
  - 量が多いほど副作用が顕著になる
- mRNAの長さのばらつき
  - スパイク遺伝子のmRNAの長さが短いものがかなりの量（40％程度？）含まれていることが指摘されている（ヨーロッパの規制当局）
- mRNA製造に使用されたDNA混入の多寡
- 脂質ナノ粒子の品質のばらつき

5-6

ｍＲＮＡの量が多いと、もしかすると有害になるのかもしれない、少ししかないと大丈夫かもしれない、と。

ｍＲＮＡの長さのバラツキについては、ヨーロッパの規制当局も指摘しています。村上名誉教授は、こうしたことが有害事象の発生に影響しているのではないか、と考えています。

また論文は、**４％のロットが有害事象全体の７割を占めている**、としています。

村上　私が何を言いたいかというと、**これだけバラツキがあるものを人に投与するのは間違い**なんですよ。だって標準的なところに当然いくはずですよね、しっかりモノがつくられていれば。**モノづくりの**

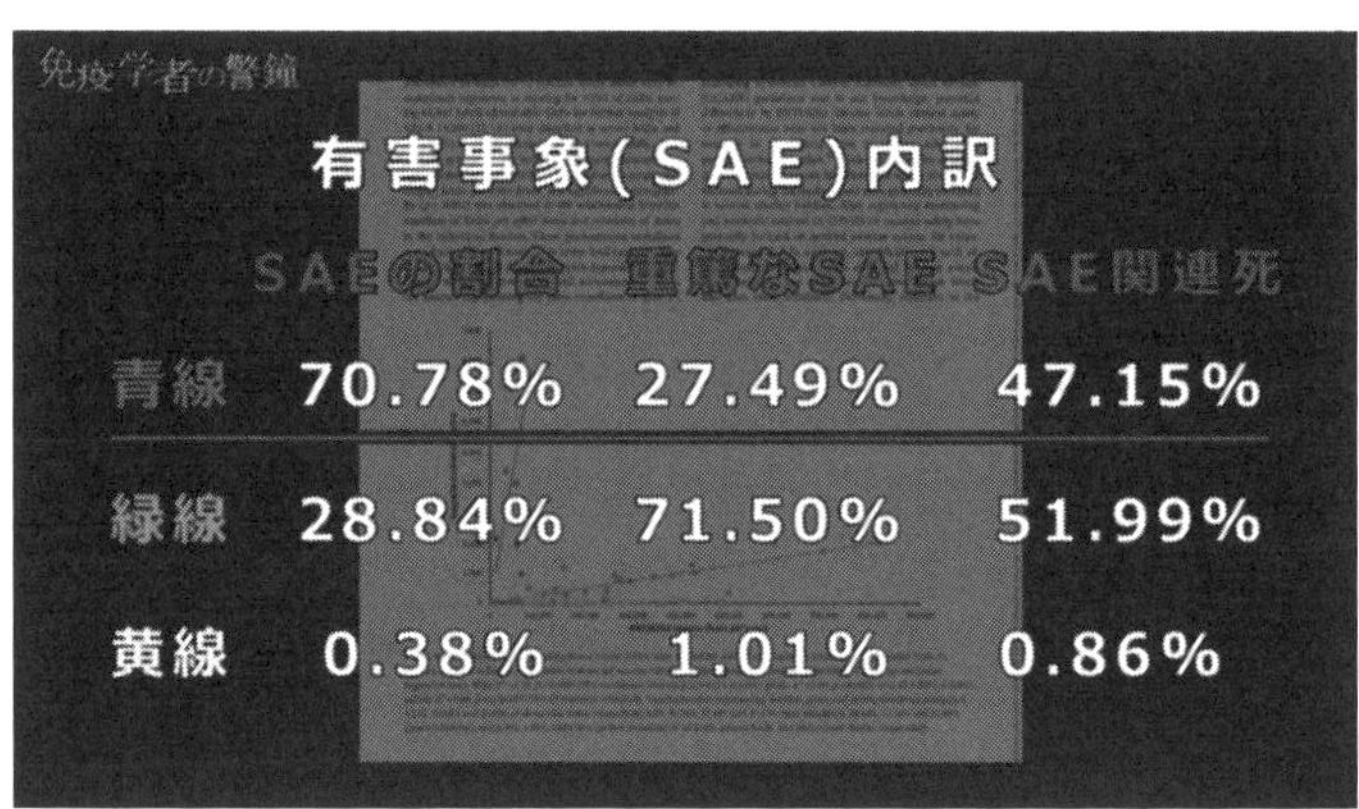

5-7

ベースがなってない、と。

山路　あまりにも当たり外れが多過ぎるんですね。

村上　多過ぎる。

有害事象の発生率が高いAのロットに当たる確率は、1回目のワクチン接種で25人にひとりになる計算です。

山路　だから数を打っちゃいけないってことなんだろう……

村上　**打てば打つほど死ぬ人が増えるんですよ。**噂になってはいたんですよ、有害なロットとそうでないロットがあるらしい、と。

山路　ありましたね。ロット番号のあれはダメだ

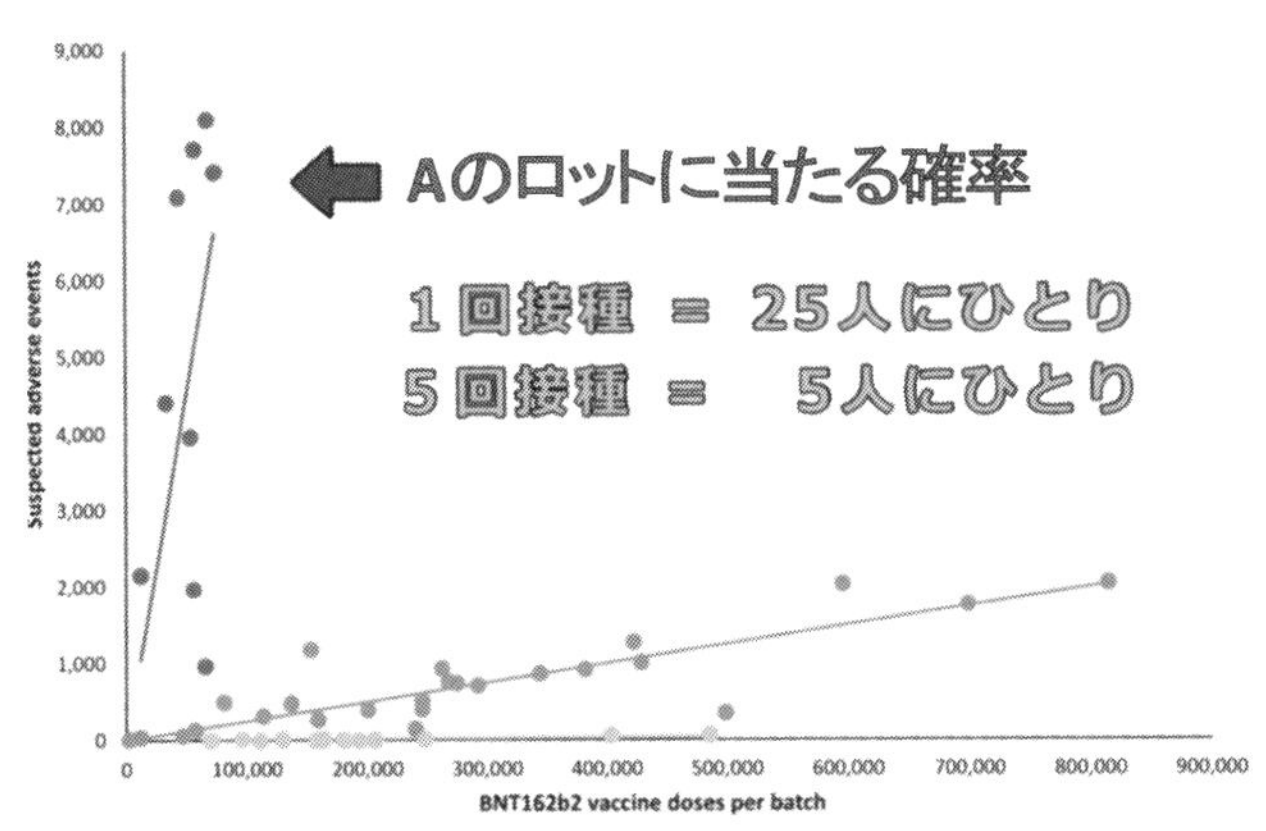

5-8

とか。

村上　ところがデンマークの人達がちゃんと調べてみるとこうなっていた、と。これは論文でも発表されてます。査読済みの論文です。**本来はこのデータが発表された瞬間に、厚労省は接種を止めるべきだと思うんですよね。**

山路　あり得ないですよね。これで続けてたら。

村上　こういう情報があるにもかかわらず、専門家の人たちがイエスと言うから打つっていうのは間違いですよね。

山路　これ、だけど、随分ですよね。バラツキの……

村上　すごいバラツキなんですよ。

山路　もう**バラツキなんてもんじゃない**ですよね。両極端ですよね、本当に。

村上　こういうものを打ってるっていうのは非常に大きな問題ですよね、実際。

山路　ひとつにはmRNAという、そもそも免疫の観点から考えるとダメなワクチン。

村上　一回も成功をしたことがないものを、非常に短い臨床試験でもって、**どういうロングレンジ（長期間）の問題が生ずるかも分からないまま大勢に打ってしまった、**と。

山路　それがまずひとつと、あと品質の問題。バラツキがあるということと、中には品質としては致命的な欠陥としての余計なものが入ってる、と。たまたま打っても大丈夫だよっていう人達は、このCラインの……

村上　これ（有害事象がほぼないロット）を打った人達でしょうね。仕組み的には、免疫抑制が働かなければmRNAが入った細胞が免疫系にやられる（攻撃される）わけですよね。ということは、**免疫抑制がよく働く人ほど問題が生じない**んですよ。mRNAワクチンっていうのはスパイクっていう異物を細胞内でつくりますよね。ということは免疫系からしてみると、ウイルスが感染した細胞と同じなんですよ。本来はそれをやっつけようとしますよね。普通にその働きが働いちゃう人ほど、炎症が激しくなるわけですよ。

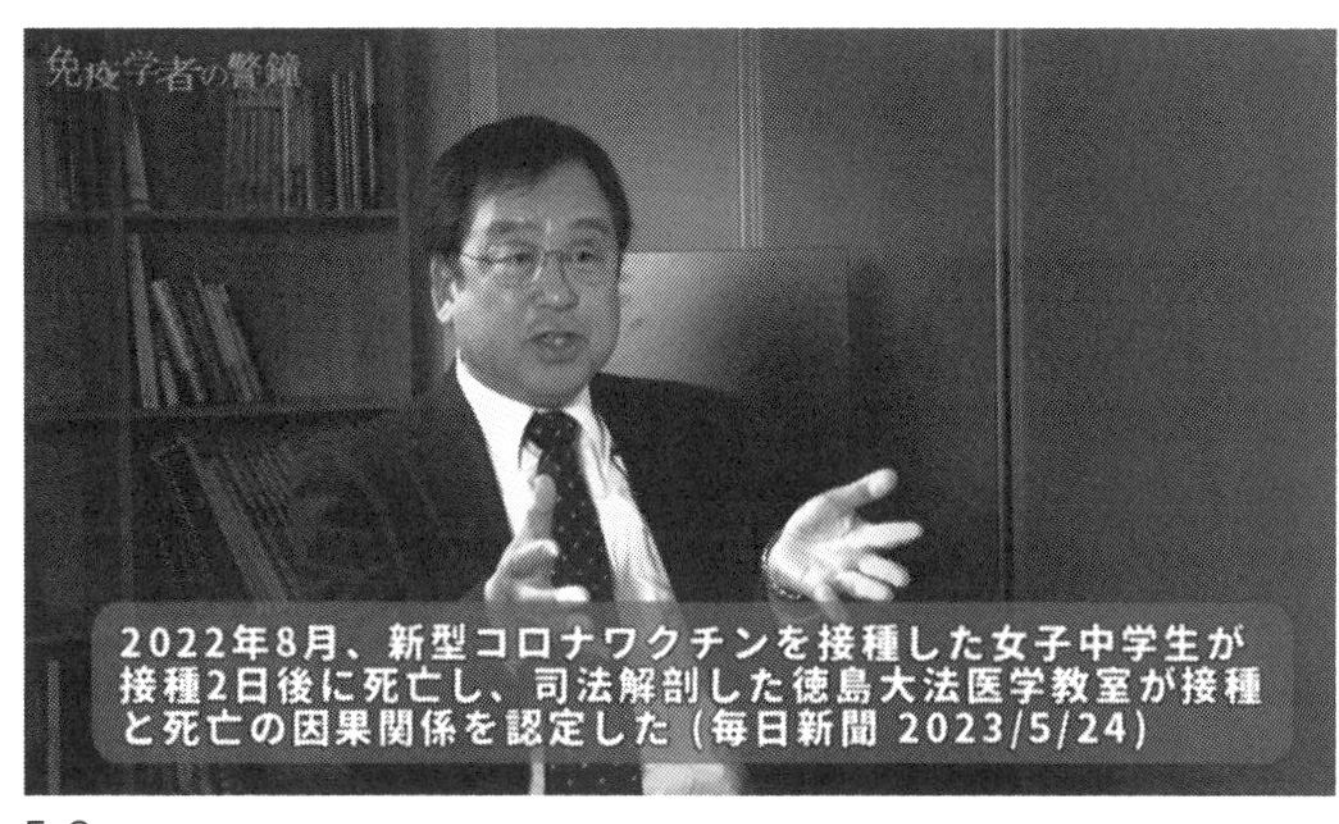

5-9

村上　ひとり14歳の女の子が日本で亡くなったのですが、その子は全身の炎症です。**あらゆる臓器にｍＲＮＡが行って、そこで激しい炎症を起こして、ほとんどの臓器が炎症を起こして死んでしまった**、ということなんですよ。本来この仕組みは、**人に打ってはいけない仕組み**ですよね。免疫抑制に失敗したら死ぬわけですよ。問題は、打ってみないと分からないんです。で、打ってみて初めて危険かどうか分かるじゃないですか。そんなもの、やれます？　**厚労省が雇っている委員会、分科会**。その人達だって当然読めるじゃないですか。本来であればこれを読んでいれば、**厚労省に「ちょっとやめようよ」って言うべき**だと、言うはずだと思うんですよ。ところが言わないわけですよね。

第5回対談について

今回の対談ではｍＲＮＡワクチンのロット差に関する論文を紹介しました。これだけ大きなロット差があるようなワクチンを実際に接種するのはあってはならないことです。日本以外ではｍＲＮＡワクチンに大きな問題があることに気がついた市民が増えて、接種をほとんど行わなくなりました。

現状では、日本が追加接種では断然トップで独走を続けています。ファイザーにしろ、モデルナにしろ、抗原として使用されているスパイクタンパク質については早くから毒性があることが明らかとなっていました。ヒト細胞に遺伝子導入をして細胞内で産生するタンパク質に毒性があるわけですから、副作用が出現するのはある意味、当たり前のことです。このような情報は少し論文を検索すればたくさん該当する論文が見つかります。ｍＲＮＡワクチンの副作用に関する論文は大きなサイズのデータベースを作れるほどになっています。

このように大きな問題があることが明らかとなったｍＲＮＡワクチンですが、多様なメカニズムで毒性を発揮します。ｍＲＮＡを包んでいる脂質ナノ粒子が激しい炎症誘導活性を持つことも示され、スパイクタンパク質の毒性と合わせて、より問題を複雑にしています。接種後の後遺症は多様な症状で出現しますが、スパイクタンパク質の毒性のみならず、脂質ナノ粒子に炎症誘導活性がありますので、これはアジュバントとして機能します。アジュバントというのは不活化型ワクチンなどによく添加されるものですが、免疫増強作用を持っています。接種された局部で炎症を誘導し免疫担当細胞を集めて抗体産生の効率を高めます。脂質ナノ粒子は実際のワクチンで使用されているアジュバントよりも強い活性を持つことが査読済み論文でも示されています。

スパイクタンパク質の毒性ですが、スパイクタンパク質はＳ１とＳ２という二つの部分に切断されます。Ｓ１はＡＣＥ２受容体と結合する部分を含んでおり、ＡＣＥ２受容体と結合した後で細胞内に取り込まれてミトコンドリアを破壊します。ミトコンドリアというのは細胞内でエネルギー生産を担っている重要な細胞内小器官で、これが破壊されると細胞は死に至ります。

この反応が血管内皮細胞でおきると血管炎症を招き、血栓の形成や、最悪の場合動脈壁解離という致死的な症状を招きます。スパイクタンパク質が心筋細胞のＡＣＥ２受容体に結合すると心筋細胞がダメージを受けて心筋炎がおきることになります。

またスパイクタンパク質のＳ２の部分はウイルスが細胞内に取り込まれる反応を促進しますが、この部分はがん抑制遺伝子のｐ53とＢＲＣＡ１／２の機能を阻害することも明らかになってきました。がん抑制遺伝子の機能を抑制することは発がんリスクを高めます。膵臓がん、卵巣がん、乳がん、白血病などのがんが接種後に増加することも明らかになってきました。

新型コロナウイルスのｍＲＮＡワクチンの副作用情報に関する論文は容易に見つかります。従来の医薬品開発の正常な流れでは、副作用情報が出てきたときには規制当局であるＰＭＤＡが製薬企業に警告を発するのが常でした。特に死亡者が出現したときには、販売差し止めを行い、緊急調査を製薬企業に命じて、実態の調査を行うということが普通に行われてきました。既に、２０００人を超える接種後死亡者がいることが厚労省には報告されていますが、厚労省の有識者会議はいっこうに問題視するというアクションをおこしません。最近では、さらに研究が進み、毒性に関する論文が増える一方です。

医薬品開発の歴史の中でも、今回ほど異常な状況になっているのは初めてです。このままでは薬害の規模は大きくなるばかりです。

免疫学者の警鐘　PART6

新型コロナXBB型対応ワクチンを打ってはいけない！
ファイザー実験データの〝トリック〟を暴く

動画はこちらから 

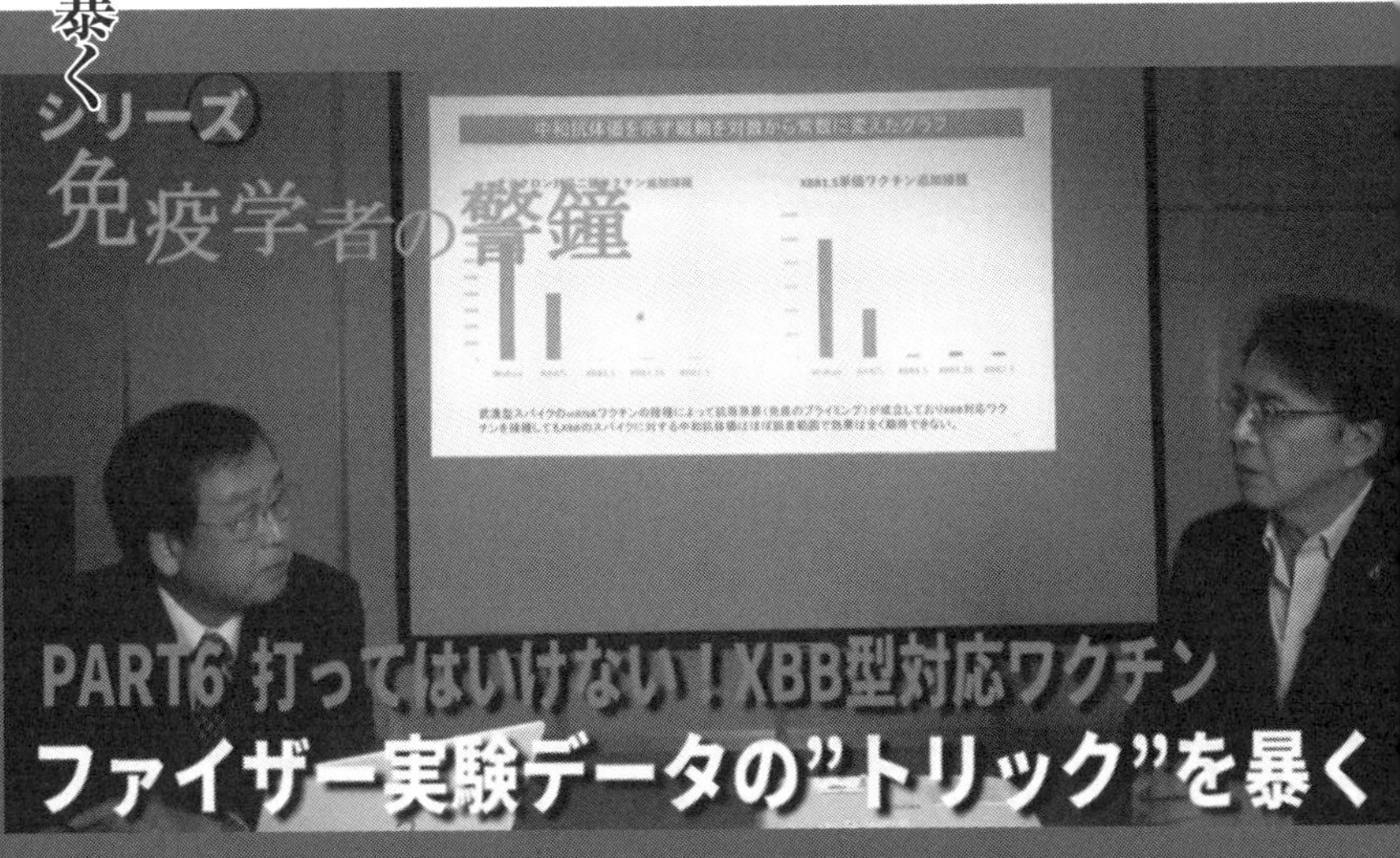

シリーズ
免疫学者の警鐘
PART6 打ってはいけない！XBB型対応ワクチン
ファイザー実験データの"トリック"を暴く

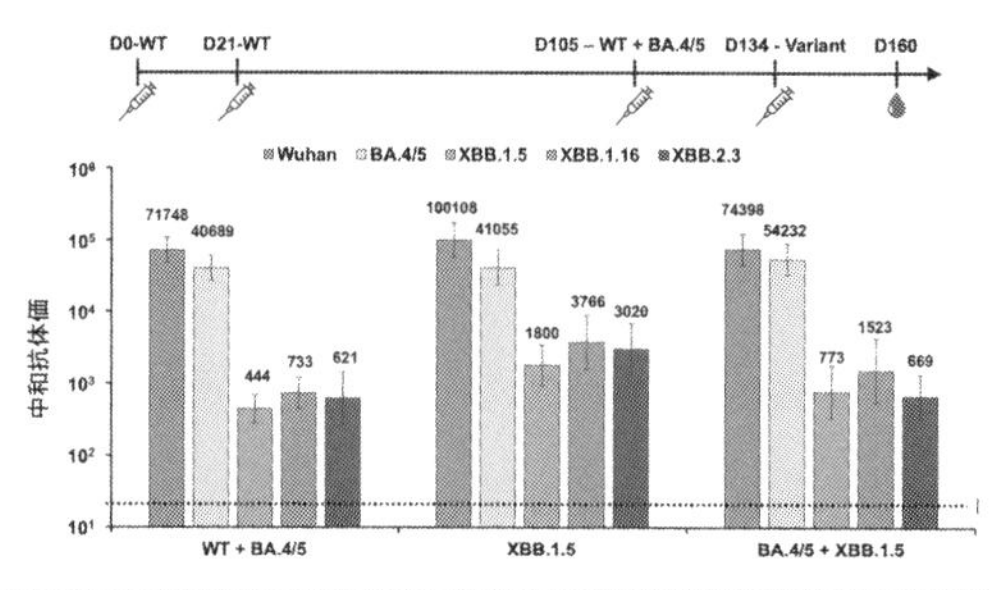

ファイザーがマウスで行った実験の結果

6-1

山路　今後、XBB対応型ワクチンというものがこの9月から打たれようとしております。そのリスク、そして打った場合の有害事象みたいなこと、これについてお話をお願いいたします。

村上　一番問題なのは、一度ひとつのスパイクタンパクで免疫してしまうと、変異した新しいスパイクを注射しても新しい抗体の誘導が起きないんですよ。これは広く知られた事実。**抗原原罪**っていうんですね。この秋から始まるワクチンでどうなっているのか、ということなんですが、これがファイザーがマウスでやったデータですね（6―1）。

どういう実験をやったかと言いますと、ここ（D0-WT）で1回目のワクチン、そしてもう1

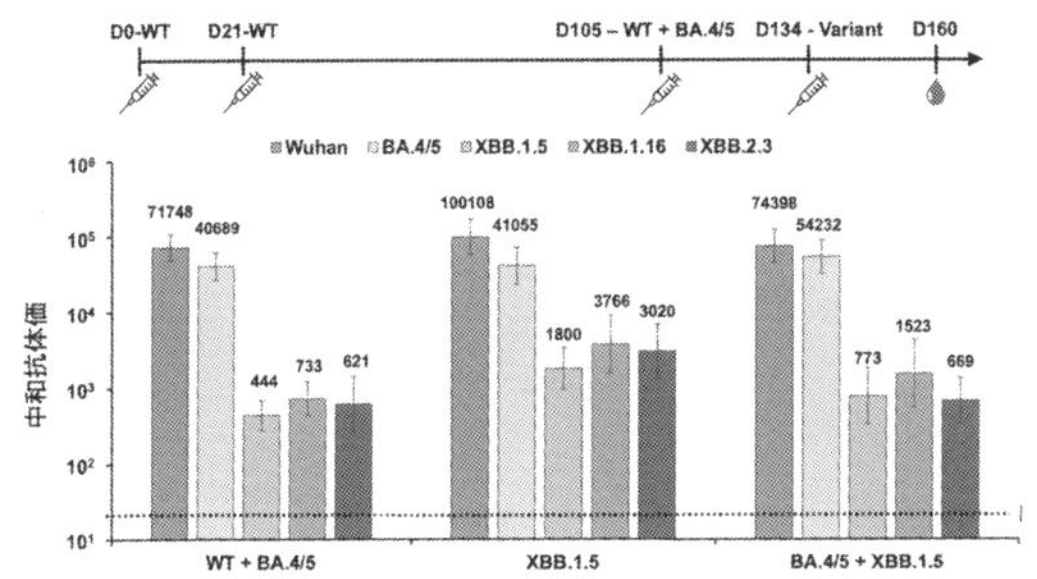

最初の二回接種を行った後で初回接種から105日目でオミクロン対応型を接種し134日目に最後の追加接種、オミクロン対応型二価、XBB対応一価、オミ二価プラスXBB一価を接種し16日後の採血して中和抗体レベルを測定した結果。ファイザーが実施したマウスでの試験
（82nd meeting of VRBAC, June 15,2023）を

6-2

回打って（D21-WT）、初回接種が完了。そしてしばらく経ってから2価型のワクチンを注射しました（D105-WT+BA.4/5）。で、ここ（D134-Variant）で新しいＸＢＢのワクチンを打ちました、と。そこから３週間ぐらい経った段階（D160）で採血して、どういう抗体が上がっているかを調べたということなんですけども、グラフは左から順番に結果が示されています。いちばん左は武漢型のスパイクに反応する抗体、次がBA.4/5ですね。ＸＢＢ.1.5は左から３番目の棒グラフです（６－２）。

これと比べるとＸＢＢ.1.5という新しいワクチンを打ったグループ、マウスでは、抗体価が上がっていますよね（６－３）。４４４が１８０

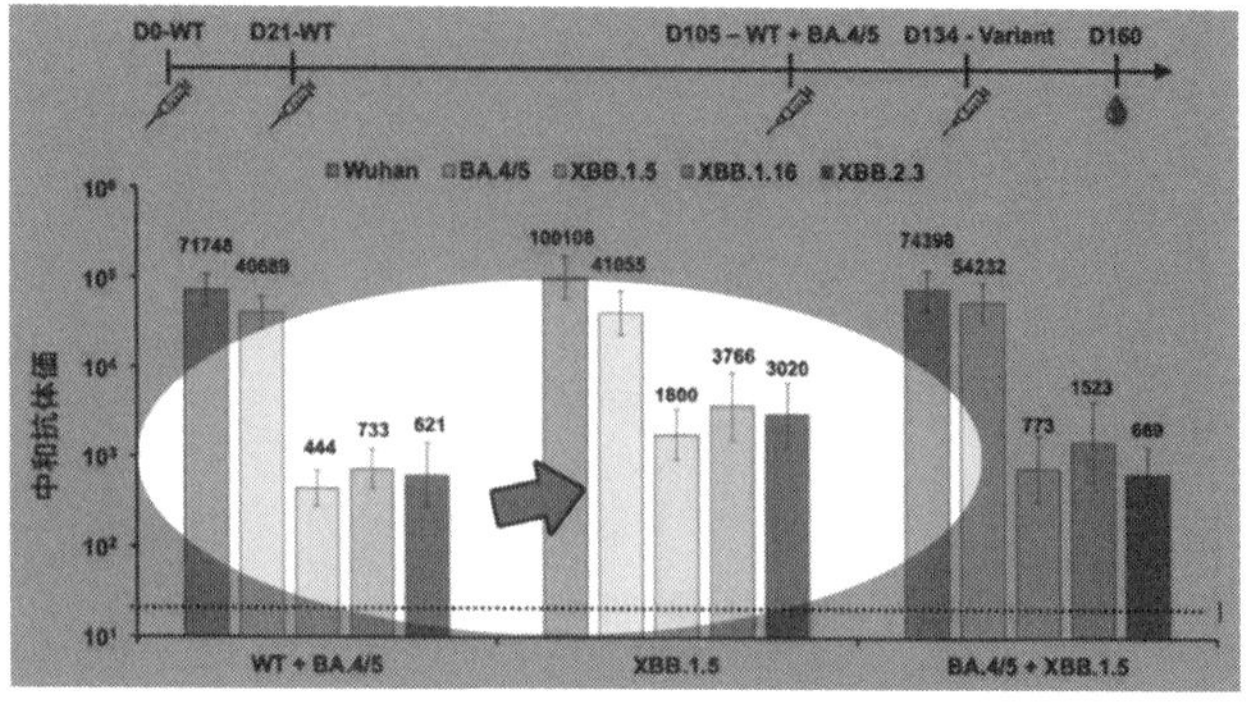
D0-WT
D21-WT
D105 – WT + BA.4/5
D134 - Variant
D160
Wuhan
BA.4/5
XBB.1.5
XBB.1.16
XBB.2.3
中和抗体価
71748
40689
444
733
621
100108
41055
1800
3766
3020
74398
54232
773
1523
669
WT + BA.4/5
XBB.1.5
BA.4/5 + XBB.1.5

6-3

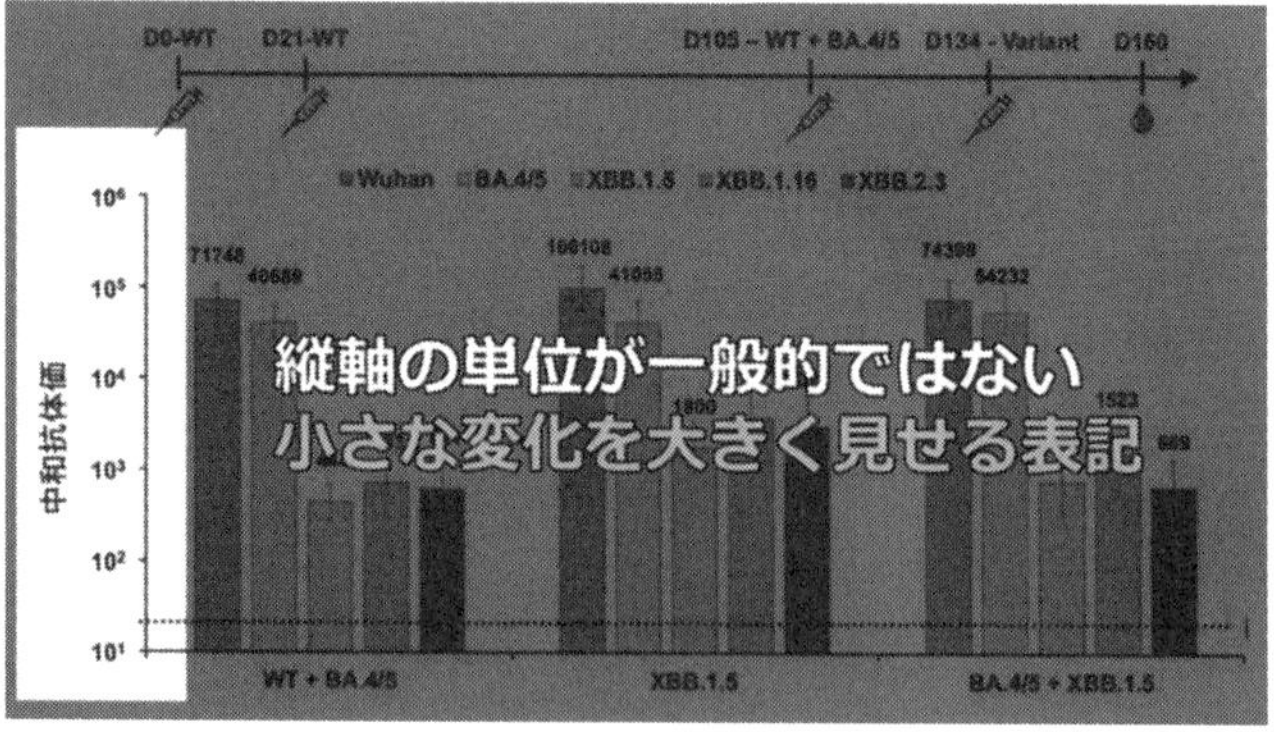
D0-WT
D21-WT
D105 – WT + BA.4/5
D134 - Variant
D160
Wuhan
BA.4/5
XBB.1.5
XBB.1.16
XBB.2.3
中和抗体価
縦軸の単位が一般的ではない
小さな変化を大きく見せる表記
WT + BA.4/5
XBB.1.5
BA.4/5 + XBB.1.5

6-4

中和抗体価を示す縦軸を対数から常数に変えたグラフ

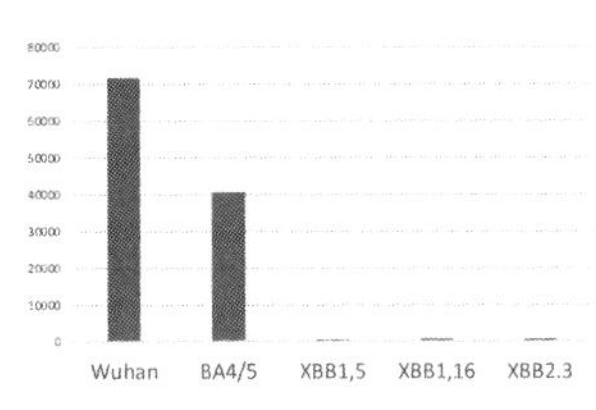

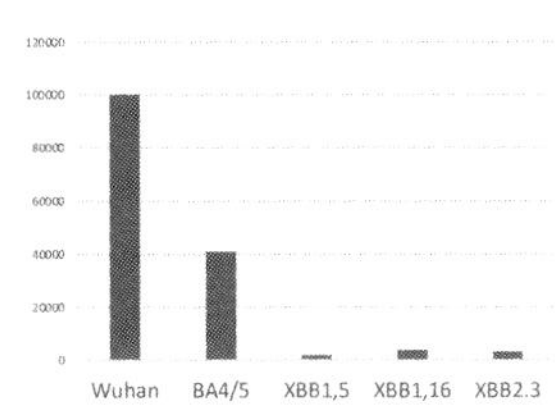

武漢型スパイクのmRNAワクチンの接種によって抗原原罪（免疫のプライミング）が成立しておりXBB対応ワクチンを接種してもXBBのスパイクに対する中和抗体価はほぼ誤差範囲で効果は全く期待できない。

6-5

0だとか、もう一段新しいXBB.1.16に対しても733が3766に上がってるように見えるわけですよ。

　有効性があるように見えるんですが、これをよく見ると**縦軸が10の1乗、2乗、3乗、4乗、5乗なのですよ**。普通の数字じゃないです。このような表示をどうしてするかというと、**弱い変化を大きく見せる**時には、このような表記をします（6-4）。弱いところが増えているように見せるためには、普通の数字じゃなくて対数軸ですよね、片対数っていうんですけども。そういう形のグラフにすると、小さいところの変化が大きく見えるわけです。これを**普通のグラフにしてみると**、こうなります（6-5）。

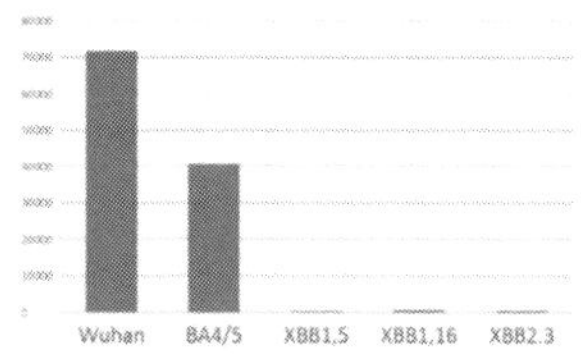

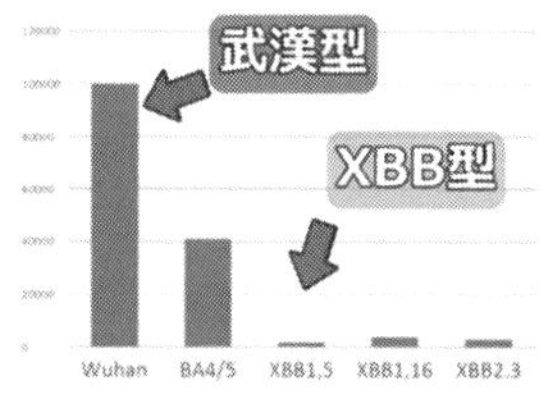

一回でも武漢型で免疫した人は その先 XBBなどの
変異型ワクチンを接種しても 古い抗体しか誘導されない

6-6

全く反応がないのですよね。少しだけ上がっていますけれども、XBB.1.5に対応した単価ワクチンを打つとちょっとだけ上がっていますが、これは**誤差範囲**なんです、ほとんどね。**増える抗体は武漢型抗体だけ**なのですよ。少しオミクロン用抗体も増えるけれども、要するに1回でも武漢型で免疫された人は、XBBだとかその先の変異型のワクチンを打ったとしても、**誘導される抗体は古い抗体だけに**なります。ということはこれ、**打っても全く意味がない**のです（6-6）。

山路　もう**リスクだけですね**。

村上　リスクだけです。どういうリスクが生ずるかってことなんですが、実はこのグラフを見ると非常に重要なことがありまして、縦軸が中和抗体価なんですね。中和抗体ってどういう意味かと言いますと、スパイクタンパクの働きを抑制したかどうかなんですよ。スパイクを不活化って分かりますよね。スパイクに、有毒なタンパクにくっついて働きを抑えるわけですね。不活化したかどうかなんですが、問題はこれ（右側のグラフ）が9月20日から打つ予定のXBB.1.5に対応したワクチンなんですが、これを打った人の抗体で不活化できるものは、この2つだけです。

古い武漢型のスパイクとオミクロンBA4/5。だから**XBB.1.5も.1.16も.2.3も、全く不活化できていない**ということなのですよ。全く意味がないですし、もちろん**感染も防げませんし、全く効果がない**。もう1つ何が言えるかというと、mRNA型ワクチンの注射をすると、方々でスパイクがたくさん産生されますよね。それが回るわけです、体中。その時に誘導した抗体が毒性を全く抑えられないわけです。そうすると**有毒なスパイクタンパクが100%活性を持った状態で、体中を駆け巡る**んですね。

山路　つまり毒を打つようなもの？

村上　**毒を打つようなもの**です。今までのワクチンだったら誘導した抗体がある程度

免疫学者の警鐘
1回目のワクチン接種同様に
大勢の人たちが亡くなる

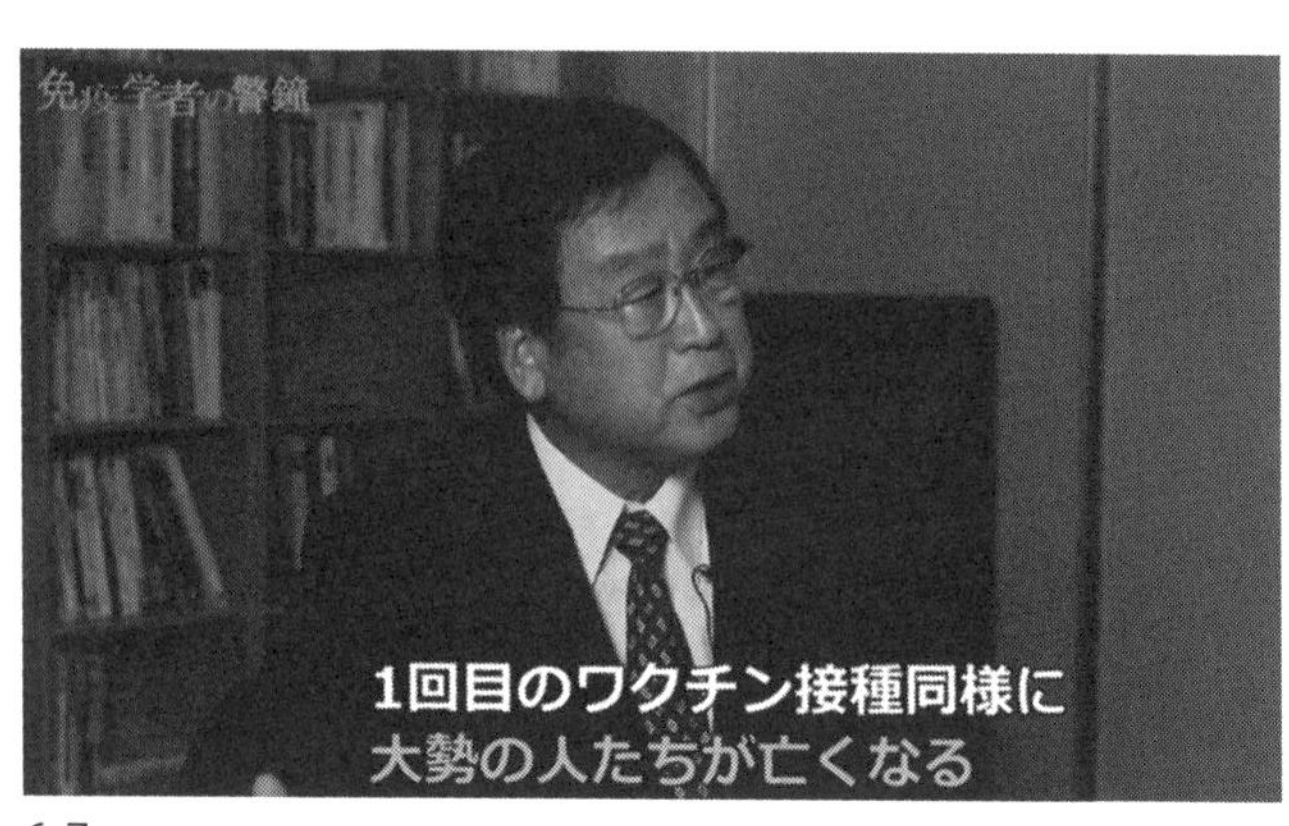

6-7

抑えてるわけですよ、スパイクの毒性を。今回のワクチンに関して言うと、**誘導した抗体が全く毒性を抑えられません**ので、1回目のワクチンを打ったのと同じように**大勢の人達が亡くなる**。おそらく**免疫抑制がかかりますから、また感染拡大**します。

問題なのは、これ、オミクロン型の発展型で、スパイクタンパクが前よりも……ACE2受容体ってありますよね。

山路　コロナが入っていく時の入り口ですよね。

村上　そうそう。入り口のACE2受容体に非常に強力にくっつくんですよ。約60倍とか70倍の力でつきますから、前よりも毒性が上がると僕はみています。初めのワクチンありましたよね、武漢型。あれ1回目と2回目を比べると、1回目で大勢死んでるんですよ。同じことになります。1回目で大勢亡くなりまして、減るわけです、2回目は。誘導された抗体がスパイクの毒性を抑えているので、1回目よりも2回目が減ってるんですよ、実際には。ところがもう一度ブースター接種を打つと、抗体だとか免疫がつくられますから、そこでスパイクを発現しちゃうと、今度はスパイクを発現した細胞を攻撃するということで、またそこで死亡者が増えたんです。だから1回目で死亡者が増えて、2回目は減って、3回目でまた増えてるんですよ。今回は1回目と3回目の効果が合わさって発生します。1回目で死ぬパターンと、あるいは免疫が成立した人がもう一度新しいスパイクを打って亡くなるというパターンと両方増えますので、**相当亡くなる人だとか重篤な副反応が出る人が増えると思います。**

山路　それでもってまた感染も増えると？

村上　それでまた感染拡大。増えるんですよ。

山路　最悪ですね……

村上　最悪ですよ。有効性がなくてね、それでまた感染者が増えるじゃないですか。そんなもの、なぜやるんですか、と。それですごい毒性が出るんですよ、今回は。オミクロンにしてもＸＢＢにしても今増えてるものにしても、増えるのは肺じゃないんですよ。喉とか上気道ですから、**肺炎になる人は非常に少ないです。ほとんどの人は上気道で炎症を起こして、喉が痛いとか発熱するとかいうぐらい**なんです。

山路　それだって３日、４日で……

村上　普通３日、４日で治ります。

山路　治るわけですよね。**そんなもののためにね、リスクを負ってワクチンを打つなんて**いうのはね、ちょっとあまりにもハイリスキー。リスキーすぎますね。だけどなんで日本はこれ……

村上　欧米では売れないわけで。人気がないから売れないものを、結構お金を払って買ってくるんですね。

山路　なんでそんな……

村上　４０００億円ぐらい払うんですよ。効果がなくてハイリスクなものに、有効性がないものに４０００億円税金を払うんですね。**打ってもしょうがないもの**です。本来ならば厚労省に委員会がちゃんとありまして、大勢専門家の方がいて、**これは有効性もないし有害でしかないからやめましょう、という話になって然るべき**なんですよ。

山路　元々厚労省がそれを決定する上での専門家の委員会なんてのも、全く多様性のない、いわば**厚労省の御用学者みたいな人達だけが集まって**、厚労省の方向はもうこうなんです、と。

村上　厚労省の方向にイエスと言う人だけを集めて、一応学識経験者ってことでオーソライゼーション（公認）だけするというようなことだと思うんですよ。もっと言うと……2021年の始めの段階でスパイクは有毒だってことは分かってたわけですよね。あそこでやめようと思えばやめられたんですよ。

あとオミクロン型が広がったじゃないですか。オミクロン型は肺炎になりづらいということだったので、むしろ感染したほうが良かったかもしれないっていう議論もあったわけですよ。あそこでもやめられる可能性があったんですよね。

もうひとつのタイミングは、ｍＲＮＡワクチンに相当量のＤＮＡが混じっているという段階でもやめられる可能性があったのです。

あらゆるタイミングを逃しているのです。

村上　誘導した抗体がＸＢＢ由来のスパイクを全く不活化できませんので、**激しい毒**

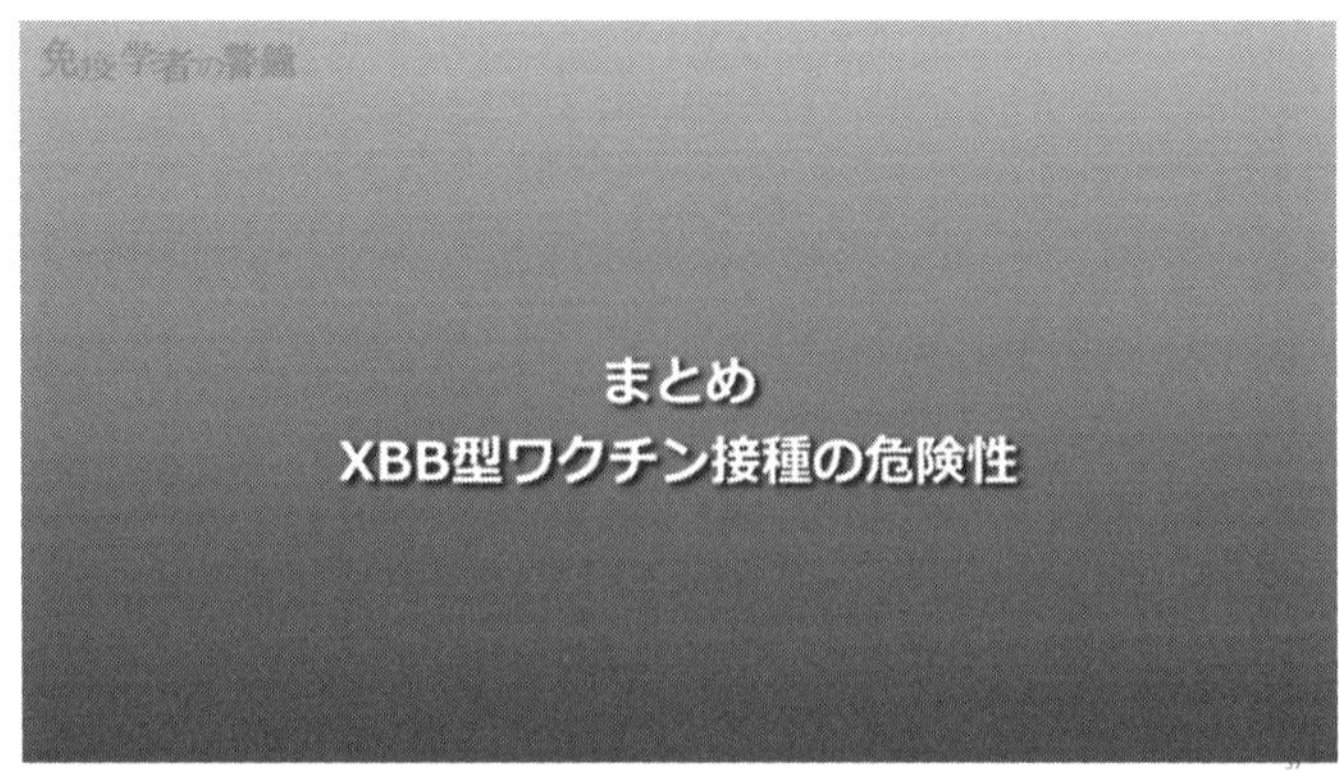
免疫学者の警鐘
まとめ
XBB型ワクチン接種の危険性
6-8

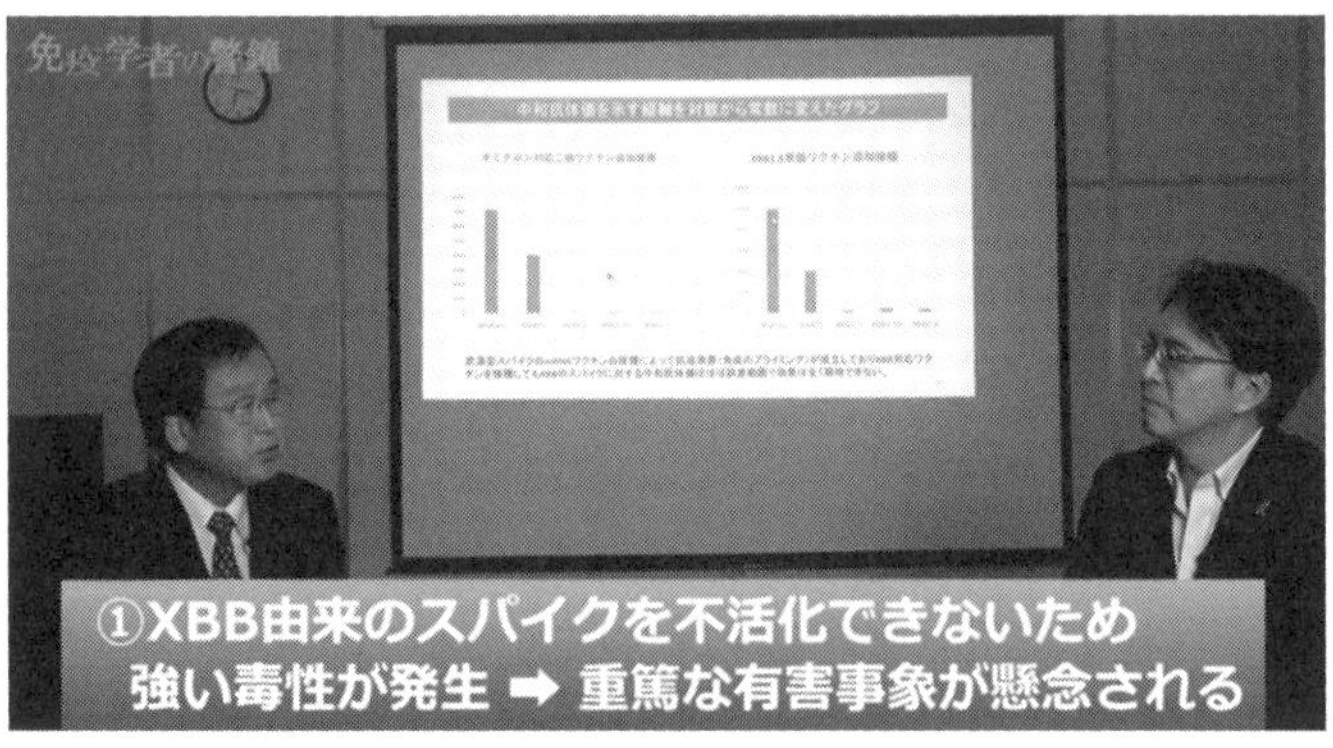
免疫学者の警鐘
①XBB由来のスパイクを不活化できないため
強い毒性が発生 ➡ 重篤な有害事象が懸念される
6-9

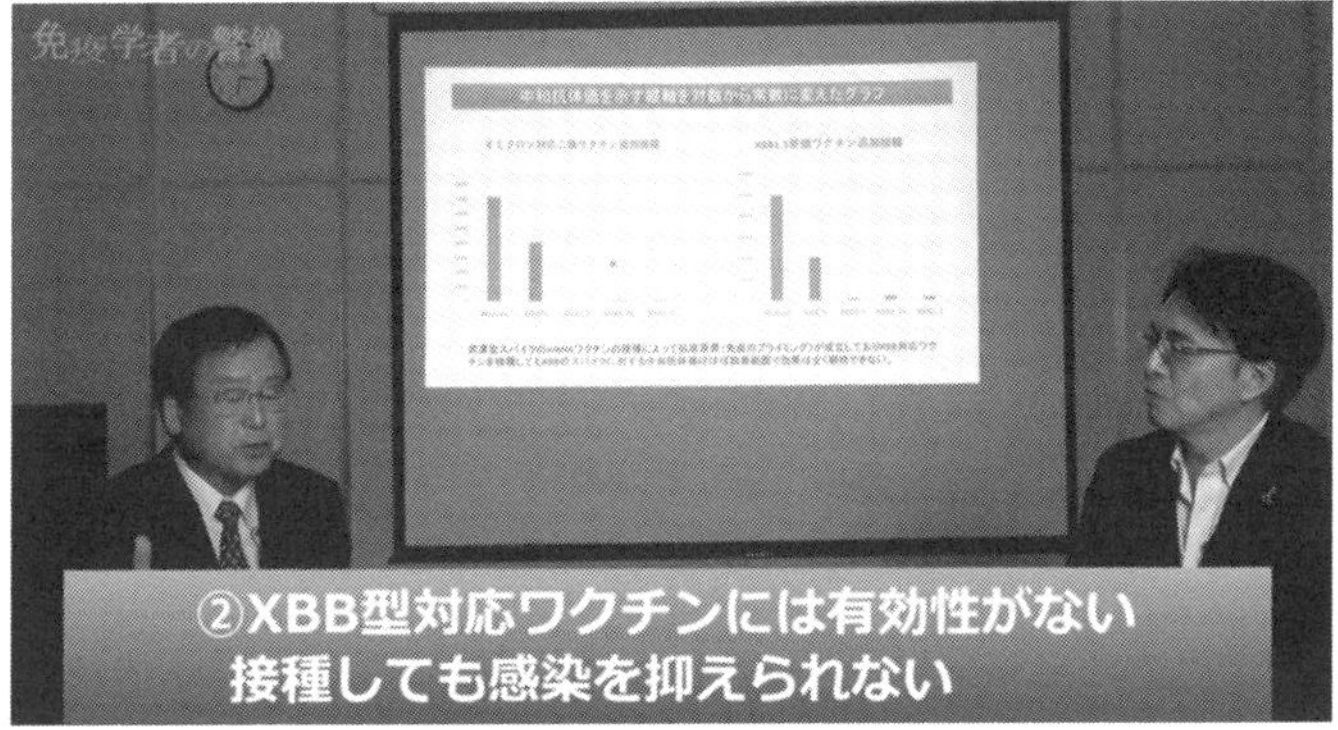
免疫学者の警鐘
②XBB型対応ワクチンには有効性がない
接種しても感染を抑えられない

6-10

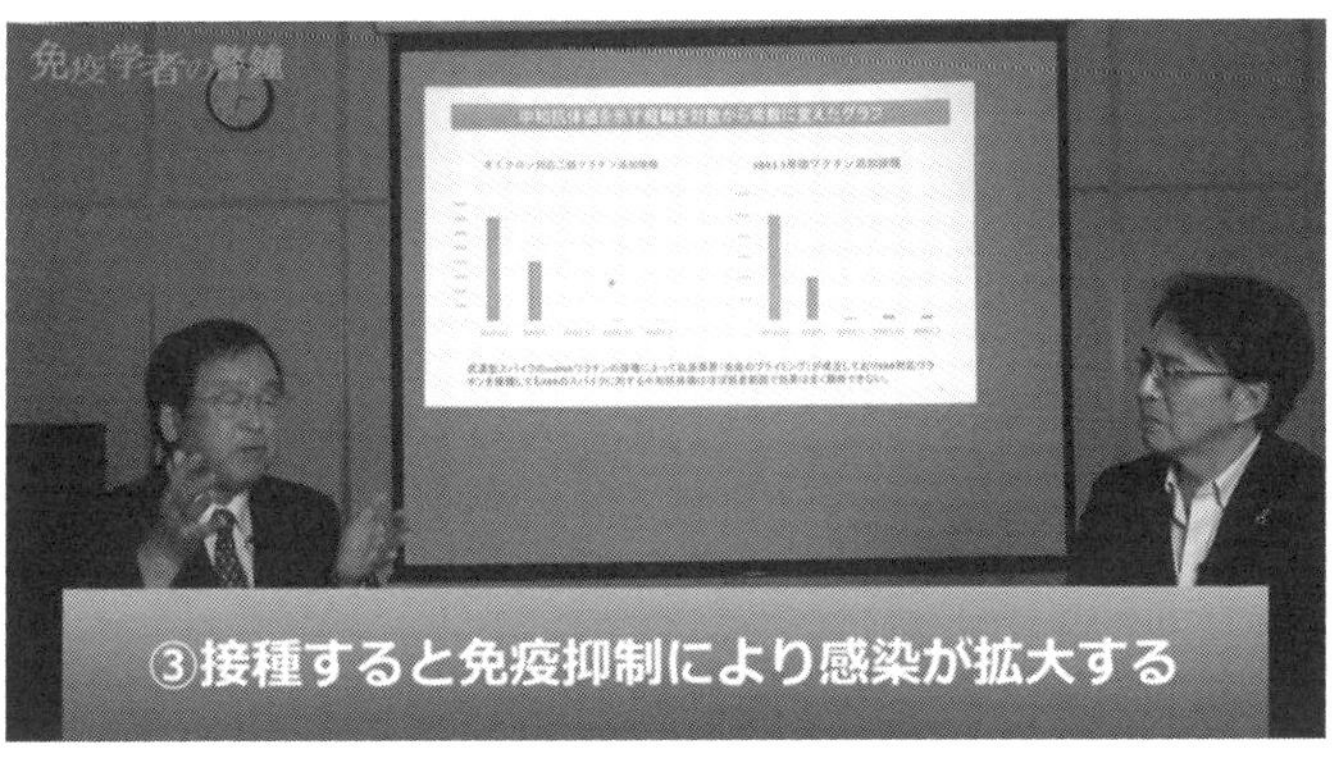
免疫学者の警鐘
③接種すると免疫抑制により感染が拡大する

6-11

XBB対応型ワクチンに関する結論

- 既に行われた武漢型ワクチン接種により抗原原罪が成立していることが示された
- 既に消滅した武漢型・オミクロンBA4/5型に対する中和抗体は誘導されるがXBB変異型に対する中和抗体は誤差範囲で全く効果は期待できない。
- XBB対応型を接種すると既存抗体が中和できないためフルに毒性を発揮するスパイクタンパク質が全身にばらまかれる。
  - さらに国民の多くの抗体はIgG4化しているものと思われ、スパイク毒素の血中からの除去はほとんど行われず、害は長続きするであろう。
- **結論：XBB対応型の接種は百害あって一利なし。単なる毒素の注射は行われるべきではない**

6-12

性が発生します。ということは**激しい副反応**が出るということですよね。

あと**有効性がない**です。今増えているものに全く対応しませんので、打っても感染を抑制しないですし、おそらくそもそも重症化してないですから、それも影響ないわけです。

もうひとつ問題は、皆さんが打っちゃうともう一度**感染が拡大**します。免疫が抑えられますから。

ということで、**いいことはひとつもない**、と。

山路　もうね、みんな打たないでください。本当に。

村上　本当にやめてほしいです。

山路　本当にやめてほしい。

第６回対談について

ＸＢＢ対応型ワクチン接種によって誘導される抗体

が武漢型スパイクタンパク質に対応するものが最も多く、オミクロン変異型のスパイクタンパク質に対応するものも誘導されるものの、肝心のＸＢＢ変異型に対応する抗体の誘導はごくわずかであることが対談で示されています。この現象は**抗原原罪**と呼ばれる現象です。

抗原原罪がおきてしまうために突然変異が多いＲＮＡ型ウイルスに対してワクチン接種を行うのは慎重に考えるべきでした。今回のｍＲＮＡワクチンでは抗体誘導の仕組みや、どの程度の量の抗体が誘導されるかは未知数でした。結果的には大量の抗体、武漢型のスパイクタンパク質に対する抗体が誘導されることとなり、抗原原罪が成立しているため、接種した人はウイルスの変異に対して免疫システムが対応できなくなったのです。

一方で、ワクチン接種が開始されたころから、ウイルスそのものに感染しても集団免疫は形成されないということをマスメディアはよく報じていました。現時点では、このことは全くの間違いで、ワクチン接種を行わなかったアフリカ諸国ではパンデミックは収束しています。ところが免疫システムに影響を与えるｍＲＮＡワクチン接種を進めた国では新たな変異型が登場するごとに感染拡大がおきています。

過去のパンデミックの例を見ても、結局のところパンデミックの収束は70％とか80％の人たちが実際のウイルスに感染して免疫を持つことが必要であるというのが実態でした。これまで開発されて使用されてきたワクチンの中で弱毒化型の生ワクチンでは抗体の誘導はもちろんおきますが、細胞性免疫の誘導もおきることが知られています。不活化型ワクチンでは抗体の誘導はおきますが、細胞性免疫の誘導はおこらないということが知られていました。

ウイルス感染時にどのような免疫が形成されるか、既に紹介していますが、現時点では、自然感染の優位性が明らかになってきています。ｍＲＮＡ型生物製剤で誘導される免疫では抗原は一つだけ、それも変異しやすいスパイクタンパク質です。武漢型スパイクに対する抗体が誘導されますがこれはＩｇＧだけです。スパイクタンパク質の受容体結合部位、これはＲＢＤと言いますが、この部分にはたくさんの変異が入り、オミクロン型のスパイクタンパク質のＲＢＤについては結合力が低下し、スパイクタンパク質とＡＣＥ２受容体との結合力よりも弱くなり、ウイルスのＡＣＥ２受容体への結合をブロックできなくなってしまいました。

一方で、ウイルスそのものに実際に感染することによって得られる免疫は多様です。できる抗体は、ＩｇＡとＩｇＧ、そして細胞性免疫。さらには自然免疫がトレーニングされることになります。従来のワクチンの中でも生ワクチンではこのように多様な免疫が誘導されます。

新型コロナウイルスを構成するタンパク質には、スパイク（Ｓ）の他に、Ｎ、Ｅ、Ｍをあげることができます。Ｓタンパク質は変異が多いのですが、他のタンパク質の変異は少なく、これらのタンパク質に対する細胞性免疫が確立されれば、それはウイルスの変異が進んでも有効です。このようなことを考えれば、ワクチン接種を行わなかったアフリカ諸国では多くの人々が実際のウイルスに感染して結果的に多様な免疫による集団免疫が成立したわけです。

免疫学者の警鐘　PART7

mRNAワクチン〝DNA汚染〟の衝撃

動画はこちらから 

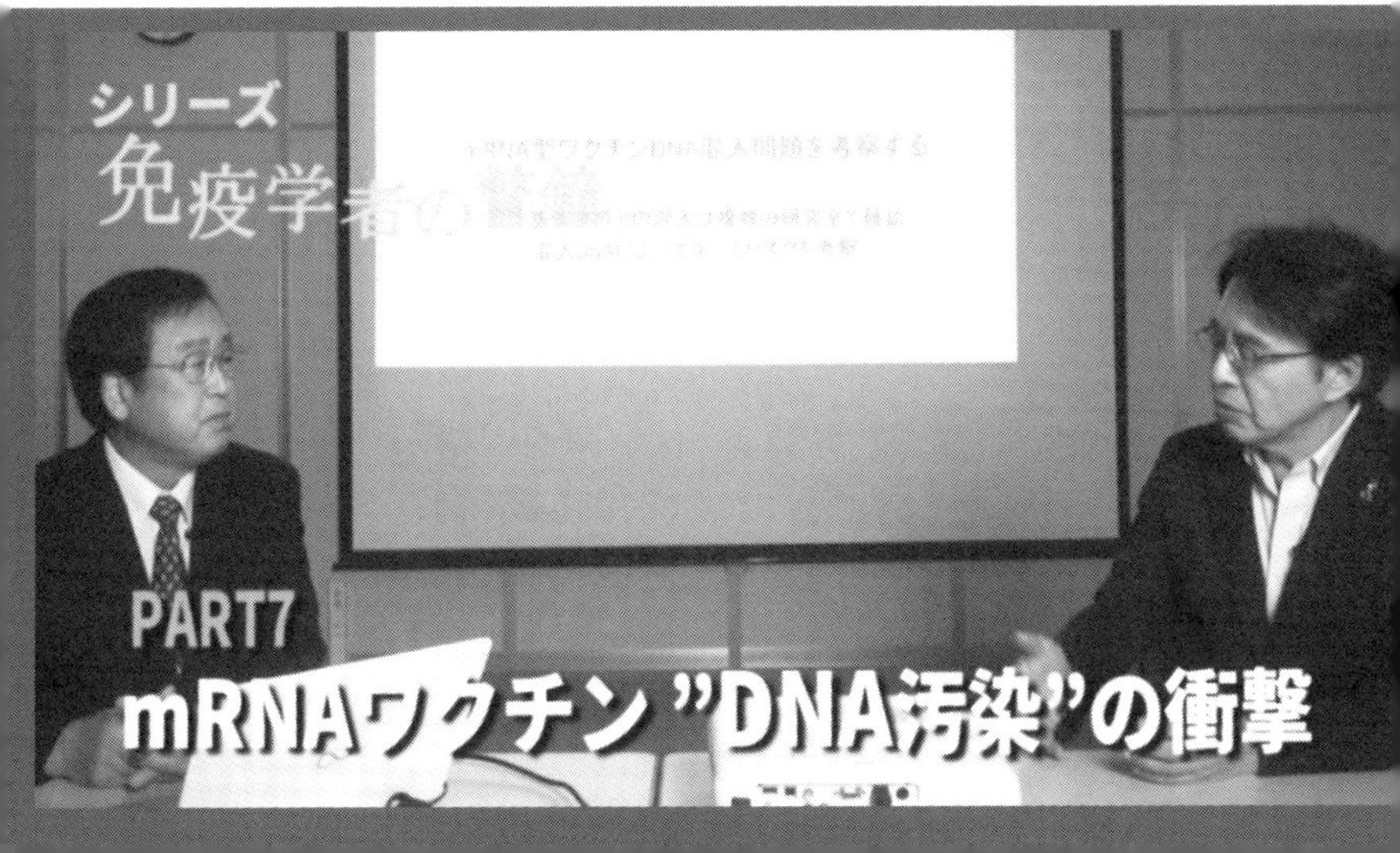

はじめに

山路　シリーズでお送りしております、免疫学者の警鐘。今日もですね、東京理科大学名誉教授、村上康文先生とお送りしたいと思います。今日もよろしくお願いいたします。

村上　よろしくお願いいたします。

山路　先生、どんどんどんどん新しい情報が出てきますね。

村上　そうなんですよ。ひとつびっくりしたことがありまして、3月（昨年2023年の）ぐらいから問題になってきたんですが、**mRNAしか入っていないと言われていたんですが、1人の研究者がDNAが混じっているということを見つけてしまった**ということで、本来はmRNAしかないはずが、その中にDNAが混じっていて、それも相当いっぱい入っているというあたりの情報が3月に見つかりまして、そこから僕は様子をずっと見てたんですが、**複数の研究者が同じデータを出してきたということで、間違いない**ということです。それから、どういう配列のDNAが入っていたかも分かってきましたし、どういう理由でそのDNAが残ったかという理由もだいぶ分かってきたということなんです。

一つ問題なのが、がんウイルスの一部の塩基配列が入っていて、**SV40という有名ながんウイルス**がありまして、**それのプロモーター配列が混じっているもの**がある。ウイルスの遺伝子の発現を上げるのに必要な配列が入っています。1つのがんウイルスがありまして、そのウイルスの遺伝子の発現レベルを上昇させるような配列が入っていて、その配列は非常に有名な配列がありまして、**いろんな遺伝子の発現レベルを上げてしまうという配列**なんです。

DNAとして入ってるのは何が問題かって言いますと、それは短い配列なんですよ。その配列がそのまま残存していて、それがヒトゲノムに入ってしまう。そうなると、**ヒトゲノムには発がん遺伝子っていうのはいっぱいありますので、その周辺に入ってしまうと発がん遺伝子を活性化してしまう**、というあたりが分かってきて、否定する勢力だとか大きな問題だということでいろいろ話がなされていたんですが、方向性としては**もう入ってることは間違いない**というところまでやってきて、有名な2人の研究者がそれを証明したというところまで来たので、そのあたりの話を今日はしっかりやりたいと思います。

山路　よろしくお願いいたします。

村上　はじめにどういう流れでｍＲＮＡ型ワクチンが製造されるかというあたりからお話をしたいんですけれども、大腸菌を利用してプラスミドというものを最初に用意します。

＝＝＝＝＝＝＝＝＝＝＝＝＝＝＝＝＝

ｍＲＮＡワクチンの原料ＤＮＡの製造過程

本題に入る前に、ｍＲＮＡの原料となるＤＮＡの製造過程を、簡単にご説明しましょう。

まず、輪ゴムのようにリング状になっているＤＮＡ分子、プラスミドにスパイクタンパク質の遺伝子を組み込みます。プラスミドは独自に遺伝子の複製機能を持っています。このプラスミドを大腸菌に導入し、培養することでプラスミドを増やすことができます。次に、増えたプラスミドＤＮＡを大腸菌から抽出し、精製します。そして

mRNAワクチンの原料DNAの製造過程（1）

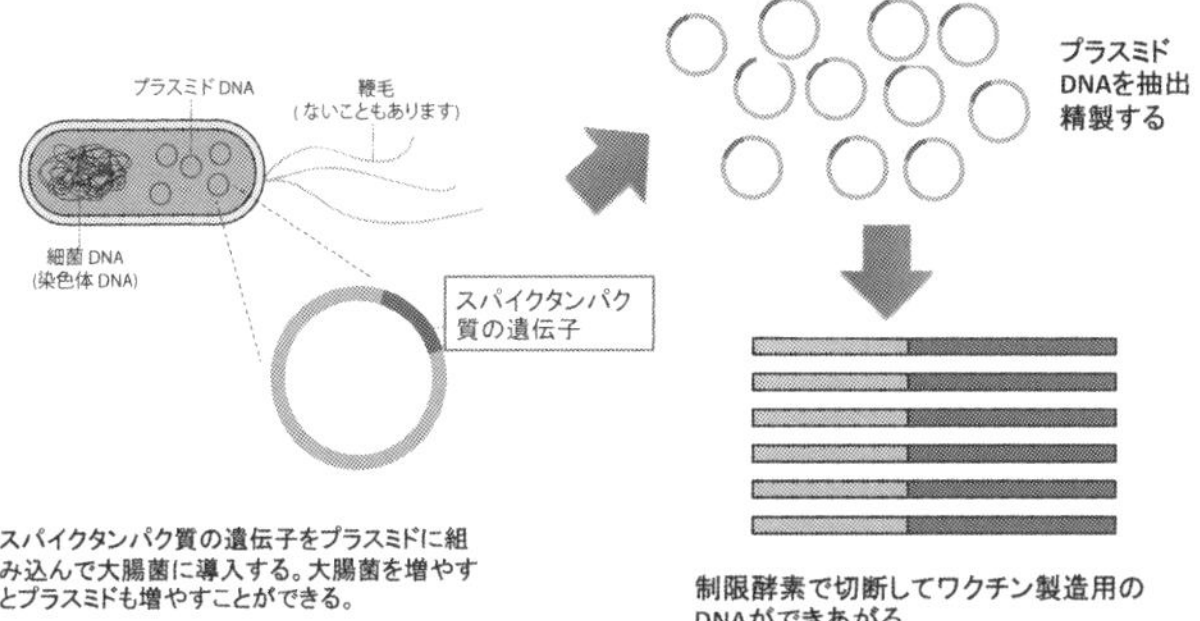

7-1

mRNAワクチンの製造過程（2）

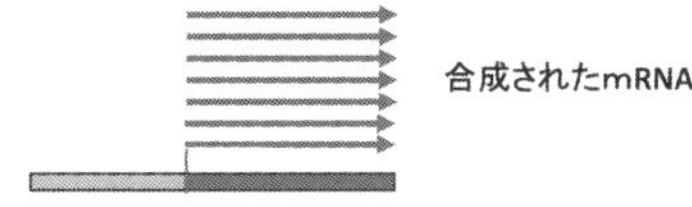

設計上はDNaseI処理によって数塩基の短い断片にまで分解されるため、ほとんどの断片が途中で除去されるはずだった。
DNA分解酵素でDNAを切断して数塩基の短い断片にする。切断後短いDNAを除去すれば精製mRNAができあがる。脂質ナノ粒子に包んでmRNAワクチンができあがる

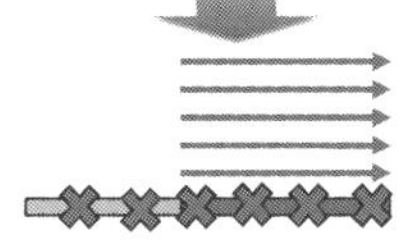

7-2

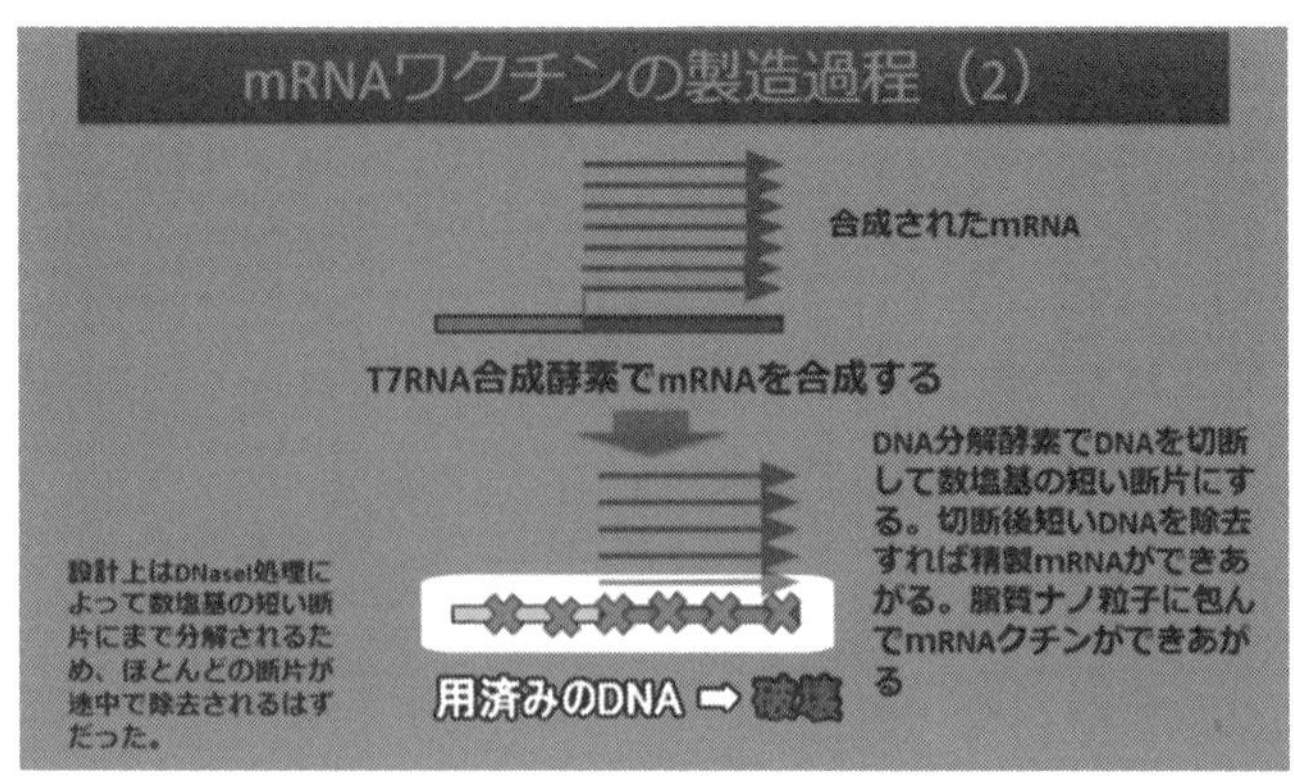

7-3

制限酵素でプラスミドのリングにハサミを入れ、開いた状態にします。これがワクチン製造用のDNAになります。

次に、RNA合成酵素でmRNAを合成します。mRNAの合成が終わったら、これまで利用してきたDNAを分解酵素で切断し、短い断片にします。そして、**このDNAの断片を除去することで、精製されたmRNAができ上がります。最後に脂質ナノ粒子に包んでmRNAワクチンが完成します。**

＝＝＝＝＝＝＝＝＝＝＝＝＝＝＝＝＝＝＝＝

DNA残存の理由と発見の経緯

・製造段階でDNAを破壊する反応がうまくいかなかった。
・mRNAがDNAに結合し、破壊できなくなった。
・ゲノム解析のスペシャリストのMckernan先生が、短いmRNAの量を調べようとしていた時にDNAの混入を発見。

村上　いらなくなるわけですよ、DNAが。一番下の灰色と赤いやつなんですけども、このDNAは一度mRNAの合成が終わってしまうといらなくなりますので、役割はそこで終わりということで破壊してやります。**DNAを破壊する酵素がありまして、それを入れて破壊してやるとmRNAだけが残る**わけです。方法がしっかり動けば、精製されたmRNAには、DNAは破壊されてしまいまして、すごく短い断片になってしまいますので、それは除けるんです。問題は、この**破壊する反応がどうやらうまくいかなかった**らしい、ということ。

実際には何が起きたのかということなのですが、2つのまずい現象がどうやら起き

実際には何がおきたのか

（1）環状のプラスミドを制限酵素で切断する反応が不完全だった

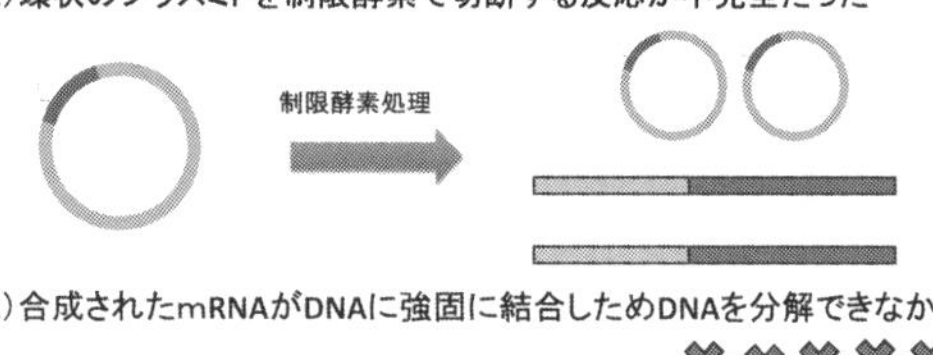

（2）合成されたmRNAがDNAに強固に結合したためDNAを分解できなかった

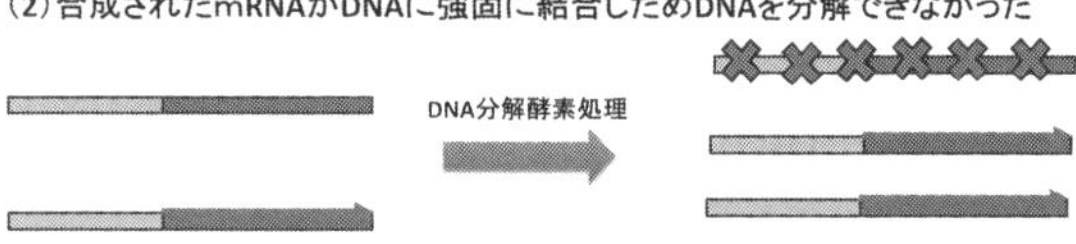

7-4

たらしいということで、1つはリング上のＤＮＡを**制限酵素**というものを利用して、はさみを入れて一直線上にします。**この反応も不十分**だったというのと、もう1つは、合成された**ｍＲＮＡが非常に強力にＤＮＡにくっつく**ということが後付けで分かってきて、それで**ｍＲＮＡがＤＮＡにくっついちゃいますと破壊できない**、ということなのです。**離れなくなってしまった**ということなのです。どうしても一定量のＤＮＡが残ってしまった、ということが大きな話の流れなのです。

これがどういうふうな流れで見つかってきたかということなんですが、論文がすでにありまして、Medicinal Genomics 社というアメリカのベンチャー会社なのですが、そこの創業者の **Mckernan**

DNA混入に関する論文が既に公開されている

- タイトル
  - Sequencing of bivalent Moderna and Pfizer mRNA vaccines reveals nanogram to microgram quantities of expression vector dsDNA per dose（未査読）
    （OSF　preprint serverで見つけることができる）
  - 筆頭著者はMedicinal Genomics社の創業者・科学技術最高責任者のKevin Mckernan氏
    - MITでヒトゲノム解析研究プロジェクトの中心的人物で次世代型シークエンサーSOLIDの開発者
    - ゲノム解析の専門家

7-5

先生っていうのがいて、**ゲノムの配列を読むスペシャリスト**なのですよ。この分野のこういう情報を得るには非常に向いている人だし、相当ハイレベルな要素を持っている先生ですね。

もともとは何をやっていたかと言いますと、ｍＲＮＡなんですが、ヨーロッパで問題になっていたのが、短いものが相当混じっているんじゃないか、約６割ぐらいが短いものは混じってるのじゃないかって話が言われていたわけですよね。それなら実際に配列を調べてみれば短いものはどのくらい混じっているかが分かるでしょう、ということになったわけです。それで調べているステップの間で配列を当然読もうとしたわけなので、どうやらＤＮＡが混じってるという現象を見つけてしまった、ということなんですよ。見つけようとして見つけたんじゃなくて、

mRNAの短いものはどれぐらい混じっているかを調べようとして、調べている間にDNAが混じっていたというのを見つけたわけです。

DNA混入の基準値と体への影響

・mRNAはゲノムに入りにくい。DNAは入りやすい。
・ヨーロッパの基準値：DNAはmRNAの0・033％以下（ただし脂質ナノ粒子に包まれていない裸の状態で）。
・その基準値よりはるかに多いDNAが混入していた。
・がんウイルスのプロモーター配列が本来眠っている発がん遺伝子の周辺に入ると、がんの発生確率は上がる。

山路　ちょっとわからない方もいらっしゃると思うので確認なんですけど、DNAが混じってワクチンと一緒に体に投与、注射されると、どういう弊害が？

村上　**mRNAであればなかなかゲノムに入らない**んですよね。mRNAが逆転写反応っていうことで、一度DNAまで変換されないとヒトゲノムに入らないんですが、

DNA混入の基準値について

- 遺伝子製剤に混入が許されるDNA量の基準はかなり緩和されたもの
  - RNAの0.033%以下が基準
- ただし、その基準値は「はだか」のDNAが混入していることが前提
- DNAがmRNAと一緒に脂質ナノ粒子に包まれて細胞内にDNAを導入するケースは考慮されていない

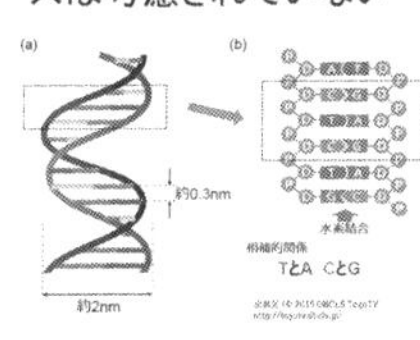

DNAの構造

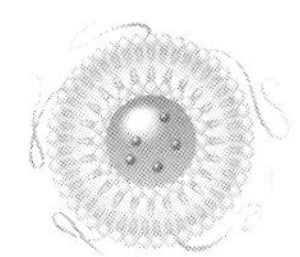

mRNAワクチンではmRNAを脂質ナノ粒子に包んで細胞にmRNAを導入する。DNAが混入しているとDNAも細胞内に導入される。

7-6

DNAだとスッと入っちゃうんです。変異を誘導したり、ヒトの発がん遺伝子を活性化したりという現象が起きてしまう。混じってはいけないものということになっていて、ヨーロッパにしてもアメリカにしても一定のルールが設けられていて、少なくともこの辺まで減らせということが実は言われてます。

これ（7-6）がヨーロッパのルールでありまして、**mRNAの0・033%よりも少なくないといけない**、と。問題はですね、**このルールは裸の状態でDNAが混じっていた時のルール**なのですよ。

今の混じっているDNAは、脂質ナノ粒子っていう入れ物がありましたよね、その**脂質ナノ**

粒子にｍＲＮＡと一緒に入るわけですよね。**そうするとそのＤＮＡは細胞に入ってしまう**わけです。

　ヨーロッパのルールで問題にしているのは裸のＤＮＡなので、混じっていても細胞に入れないんですよ。入らないことを前提として、この辺まで大丈夫だっていうルールを設定したわけですけれども、実際、ｍＲＮＡ型ワクチンのｍＲＮＡと混じってしまいますと、**ＤＮＡとｍＲＮＡが両方細胞内に入ってしまうん**ですね。**脂質ナノ粒子にくるまっているから問題**なのです。**本当はもっともっと少なくしなければいけない**はずなのですが、ひとまず**ルールがないので、裸のＤＮＡが混じっている時のルールをヨーロッパもアメリカも適用してる**と。

山路　これまでなかったですからね。

村上　ええ。初めてなのでルールがなかったんですよ。脂質ナノ粒子にくるまれた状態で細胞にこれが入った時に、量が分からないじゃないですか、安全な量が。本当はすごく減らさなければいけないけれども、ひとまずヨーロッパだとかアメリカのルールでは、それまで減らそうという努力がされていたと。問題は、**調べてみたらはるかに多い量が入っていたと。**

山路　現象面として、我々にはどういう形で体に害が現れるんでしょうか？

村上　**ＤＮＡっていうのは変異を誘導する、**ヒトゲノムのあちこちに入っちゃうわけですよね。短いものにしても長いものにしても細胞に非常に入りやすいので、**あちこちに入るわけ**ですよ。そうなると重要な遺伝子の真ん中に入っちゃいますと、その**重要な遺伝子が働かなくなる**というのもありますし、がんウイルスのプロモーター配列があって、それが**本来眠っている発がん遺伝子の周辺に入ってしまいますと、目を覚ましちゃいますよね。**そうなると**がんの発生確率は上がってしまう。**本来ならがんウイルスのＤＮＡなんかは製造上全く必要なかったので、入れる必要がなかったんですよ。本来除くんですよね。

ＤＮＡ混入の理由とがんへの影響

・混入は歴然とした事実。だが理由は分からない。
・モデルナには入っていない。ファイザーには入っている。

・がんウイルスの配列は製造上全く必要ない。除くべき。
・初めのワクチンからオミクロン対応型ワクチンまで、混入している。
・免疫能力を抑えた状態で発がんの確率を上げる。
・白血病が増えている。

山路　それがなぜ入っていたかですよね。

村上　**なぜ入っていたかは全然分からないんですよね。**普通は除くはずなんですよね。ファイザーとモデルナ、ありますよね。モデルナには入ってないです。ファイザーだけなんですよ。**どういうわけでファイザーが除かなかったのかは全く分からないんです**ね。普通だと除きます。その配列を除くステップはそんなに難しくなくて、1週間ぐらいの実験でも完全に除けるんですよね。

山路　これまでシリーズの中でお伝えしてきてることの中に、がん細胞っていうのは人間の体で毎日できてるけれども、我々の体がそれをうまく抑えていたり、発がん遺伝子というものを活性化しないように免疫が働いてるわけですよね。

村上　そういうふうなスタンスで考えますと、ｍＲＮＡ型ワクチンが免疫能力を抑える働きをするってことはこれまでに申し上げました。**免疫能力を抑えた状態で発がんの確率を上げる**わけです。そうすると発がんのリスクを高めて、免疫まで落っこちますから、普段の状態と比べると、打ってない状態と比べると、ものすごくリスクが大きいですよね。それが大きな問題で、それで**打てば打つほどおそらくがん患者が増えていく**。

山路　がんっていうのは例えばいろんながんがありますよね。肺がん、胃がん、大腸がんとか、また血液のがんとかいろいろあるわけですけど、どういうものがということはなく、全体的に？

村上　どういうものがということはなく増えそうなんですけれども、**白血病は確かに増えてるっていう情報はあります**。白血球にこれは入るじゃないですか。注射するとあちこちの赤血球にくっつきますので、白血病がすごく増えてるっていう報告もありますし、どういうふうながんが何年後に発生するかはしっかり見ないといけない。もちろん**除かないといけないんですよ、がんウイルスの配列、プロモーターエンハンサー配列っていうのは**。これが**最大の問題点**です。

山路　意味が分からないですよね。全世界でね、ファイザーのなんていうのはものす

RNAを除去し残存しているDNAだけから塩基配列を決定することができた

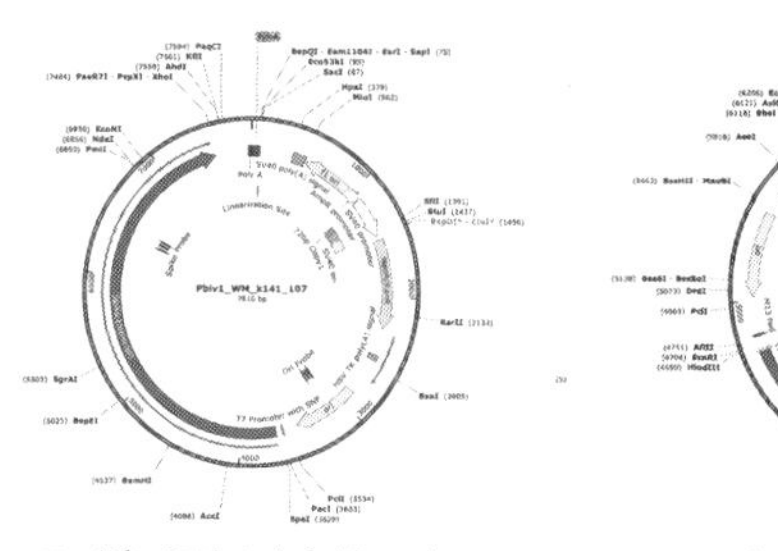

ファイザーのワクチンに含まれていたDNA

ファイザー

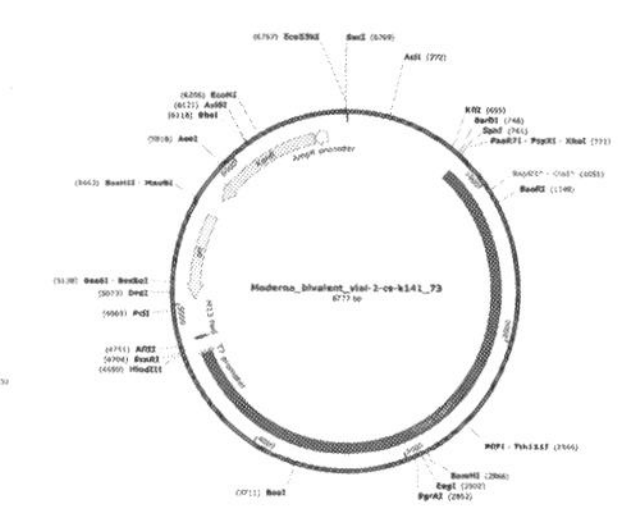

モデルナのワクチンに含まれていたDNA

モデルナ

7-7

ごい数の接種をしてるわけでしょ。その中にそういうものが混じっているという、本来あっちゃいけないものだということが……

村上　それも秘密だったたんですけれども、たまたまMckernan先生が混じってるDNAの配列を読めたんですよ。本来ならばDNAは短く断片化されてますから、配列が読めるぐらいの長さのものはなかったはずなんです。

調べてみたら相当長いものが混じっていて、配列を読んでみたらがんウイルスのSV40のプロモーターエンハンサー配列が入っていた、というのがこのデータ（7-7）でありまして、こちら（左）がファイザーでこちら（右）がモデルナなんですね。

少し拡大してみると、ここ（白い矢印の部分・

ファイザーのmRNAワクチンからはDNA型腫瘍ウイルスのプロモーター配列が見つかった

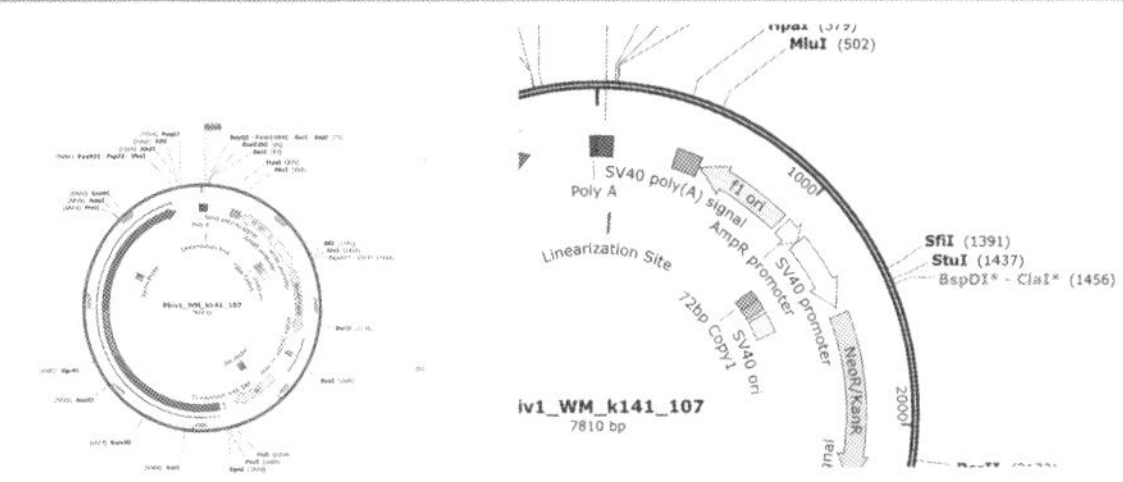

mRNA型ワクチンの製造プロセスにおいて全く必要がないDNA腫瘍ウイルスのプロモーター配列が見つかった。
この配列はヒトゲノムに取り込まれると直近の遺伝子の転写活性を高めるはたらきがある。もしも発がん遺伝子の上流にはいると発がん遺伝子の発現量を高めがん化リスクを高めることになる

7-8

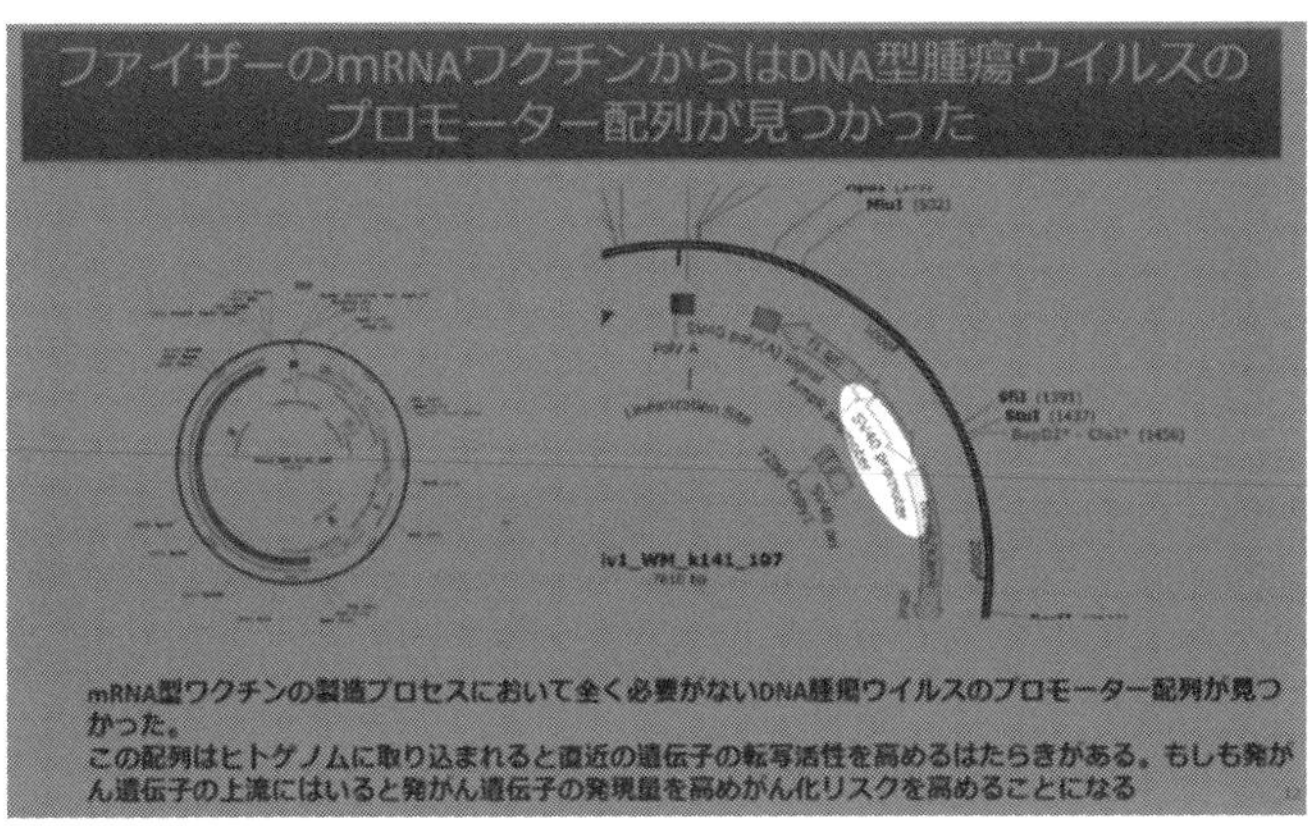

7-9

図7−9）に入っているんですよ。ここにSV40のプロモーター配列が入っているんですよね。**製造上これは全く必要ないんです。なぜ入れたのかというのが僕には全く理解できない。**

山路　しかしなぜだろう……

村上　**人に投与するものですから、**万が一DNAが残ったとしても大丈夫なようにするんですよ。少量ひょっとしたら残るかもしれないって思いますので、**万が一残ったとしても大丈夫なように不要な配列は除くんですよね。**モデルナはその配列を除いてるんですよ。ところが**ファイザー社のmRNA型ワクチンにはSV40のプロモーターエンハンサー配列が入ってる。**

山路　これは**歴然とした事実**ですよね。

村上　歴然とした事実で、**複数のグループがこの配列を見つけています。**恐ろしいのは、**始めの（武漢型の）古いタイプのワクチンにも入ってますし、オミクロン対応型にも入ってるんです。**普通だったら1回目のワクチンに関しては間に合わなかったという話があるかもしれないんですけれども、オミクロンに対応したワクチンでは除いてもよかったと思うんですよね。ところが除いてないんです。

山路　もう入れっぱなしって話ですよね。

村上　そうなんですね。この秋から始めるＸＢＢ対応型のワクチンに入ってるかどうかですよね。これも調べればすぐに分かります。

山路　ＸＢＢのほうは接種するのはほとんど日本人だけじゃないかと言われてますけど？

村上　たぶん日本人だけになると思います。アメリカもヨーロッパも打たないと。購入したのも日本だけだと思いますよ。

山路　いやぁ、馬鹿げてんなぁ。

責任の所在とＤＮＡ残存の仕組み

・欧米では大騒ぎして、接種停止している。
・ＤＮＡ混入は製造企業の責任。契約は無効。
・シュードウリジンを利用したｍＲＮＡはＤＮＡに強力に結合するため、ＤＮＡ切断反応が阻害される（ＤＮＡを排除できない）。

村上　普通だったらこういうことが分かった段階で、ひとまず打つのをやめて、これが本当に入っているかどうかっていうのを製薬会社に命じて、調べろということをやった上で、ストップしてですね。**欧米ではこれが大騒ぎになったんです。いらない配列が入ってるのはどうしてだ、**ということになって大騒ぎになりまして、**打つのをやめろ**ということになりまして、これは**製造上の問題**だということになるわけですよね。もともとDNAが混じってるはずがないものに混じっていましたので、**製造メーカーの責任**なんですよ。**製造物がちゃんとしていないので初めに結んだ契約は無効**です、という話ができるはずなんですよ。それもやらないわけです。

山路　それを思うと、本当にもう、なぜ？　なぜ？　なぜ？　っていう言葉しか頭に浮かんでこないですよ。

村上　もう1つ問題なのは、どんな仕組みでこのDNAが残ってしまったかってことなんですが、mRNA型ワクチンってメチル化したウリジンを使ってるって前から話をしてますよね。シュードウリジンってやつを使ってるんですが、**シュードウリジンを利用したmRNAはDNAに非常に強力にくっつく**ってことが分かったんです。ということは、**同じやり方で作られたmRNA型ワクチンでは全部同じ問題が発生する**

DNAが残存するメカニズムが既に提唱されている

Nepetalactone Newsletter

DNA-RNA hybrids, R-Loops and nuclease resistance of the mRNA vaccines

Figure 4. R-Loops are stabilized by Quadruplex Gs, GC rich templates and defects in RNase Activity.

シュードウリジン化されたmRNAがDNAが二本鎖を（R-loop）形成する。
修飾RNAとDNAのヘテロ二本鎖が DNaseI によるDNAの切断反応が阻害していることが示唆されている。

7-10

と。

山路　つまり、排除できない。

村上　mRNA破壊してしまうとDNAは排除できるんです。

山路　そしたら意味がないですよね。

村上　そう。mRNAとDNAが両方混じってると……

山路　一体になっちゃってるってことですね。

村上　そう。一体になってます。**ものづくりができてない**わけです。どうしてこれを実用化したのかというところが大きな問題で、それだけでも問題なんですけれども、それにがんウイルスのDNAが混じっているということですね。

永遠に発現するスパイク

・幹細胞にＤＮＡが入ると永遠にスパイクを発現する。
・ＩｇＧ４が誘導され、スパイクがあって当然の状態になる。
・スパイクが血中に流れて体中で悪さをする。

村上　あと、スパイクのｍＲＮＡがいっぱいつくられるじゃないですか。**スパイクが一番破壊から守られる**はずなんですよ。ということはスパイクの遺伝子はもしかすると長いまま残っていると。だからスパイクの遺伝子がこの状態で残ってますと、それがヒトゲノムに入っちゃいますと、安定発現というか、ずっと発現しっぱなしになっちゃう。**永遠にスパイクを発現すると**。幹細胞っていう細胞がありまして、その細胞っていうのは入れ替わりますから、そういうものに入らなければ除かれるんですけども。

山路　幹細胞に入っちゃったら……

村上　幹細胞に入ったらずっと残りますよね。

山路　幹細胞にＤＮＡが入っていくと、どんどんどんどんスパイクを作り続けちゃう。

そうするとその結果、**ＩｇＧ４が誘導**されてくる。
村上　誘導されますよね。問題は、**ＩｇＧ４が誘導されるとスパイク産生細胞が減らなくなるんです。除けなくなるんですよ、**ＩｇＧ４だと。はじめはＩｇＧ１、ＩｇＧ３が反応しますので、除いたはずなんですけども、いずれＩｇＧ４になりますので、**スパイクがあるのが普通の状態になっちゃう**んですね。あって当然の状態になってしまうんですよ。だからそうなってしまうと**産生したスパイクが血中に流れて、いろいろ悪さをする**という状態になってしまうので、**ＩｇＧ４を誘導するワクチンはみんな失敗として位置付けられる。**
山路　つまり、**ＩｇＧ４が出てくるワクチンはもうつくっちゃいけない**ということですね。
村上　そういうことなんです。

ターボがん――体中の激しい炎症

・ＩｇＧ４増加による免疫抑制がターボがんを誘発する。
・ＤＮＡ混入量が多いほど炎症・副反応は激しい。

山路　僕の知り合いでね、ずっと健康診断を毎年受けてて、なんてことない、全く健康そのものだった人が、こないだ体の調子が悪いってことで医者にいったら、がんだと。しかもいきなりステージ4だと言われて。

村上　普通はがん細胞が生まれて緩やかに増殖しますから、何年かがかりかでステージ4になるんですよ。

山路　ところが**発見された途端にステージ4**って言われて。これは今回ワクチンがそれに関与しているとしたら、どういうことが？

村上　たぶん免疫能力を抑えているので、がん細胞が増えやすいやつなんですね。

山路　いわゆるターボがんっていうもの？

村上　**ターボがんです**よね。免疫能力を抑えているのが大きいと思うんですよ。**Ig G4が増えるとがん免疫が抑えられます**から、それも非常に大きな問題ですよね。

山路　これ、いったいどうなっていくんですかって話ですよね。

村上　2つのことを調べればいいはずで、1つは免疫能力が落っこちてるかどうかを調べるっていうのと、もう1つは白血病細胞を取ってきて、そこにこういう配列が入ってるか入っていないかと。

山路　それすぐわかるんですか？

村上　その配列が入ってるかどうかは比較的容易に分かります。もちろん全員そうなってるってことはないと思うんですが、1000人ぐらいのサンプルを集めてみると、1人や2人はそういう配列が見つかるかもしれません。

山路　なるほど。これ、有害事象が発生するロットとそうじゃないロットに、どういうふうに影響してるんですかね？

村上　そのあたりの情報は不十分なんですが、1つ言えることとしては、より多くのDNAが混じっていればいるほど、激しい炎症を誘導するんですよ。細胞からしてみるとDNAって異物なわけですよ。そこで激しい反応が発生したり、その細胞が免疫系に殺されるんですね。だから、**より多くのDNAが混じってるほうが副反応は激しくでると思う**んですね。

山路　つまりロットによって不純物が？

村上　不純物が何かっていう可能性はいろいろありますけれども、1つの可能性はDNAかもしれません。**本来はDNAっていうのは細胞に入れてはいけないんですよ。**

山路　そうですよね。

村上　DNAを持ってるウイルスは結構いますので、**ウイルスが感染**すると、細胞がもうえらいことだっていうことになるわけですよ。**よそからDNAが入ってきたので、**その細胞を早めに除かなければいけない、という反応が起きます。ということで、**その細胞は免疫系が攻撃して除いてしまう**んです。**そんな現象があちこち体中で発生したら大変**なことになりますよね。**方々で激しい炎症が起きると。**

山路　こないだもちょっとお話しした、女子中学生が亡くなった、体中でいろんな炎症が起きていたっていう。ああいうのもいろいろと先生の話を聞いていると合点のいく部分がね。

mRNAワクチンは失敗、ストップすべき

・mRNA技術はルール違反（本来、異物をヒト細胞の内部で発現してはいけない）。
・IgG4が誘導されたワクチンは失敗。
・mRNAワクチンはストップすべき。

村上　仕組みとしてこのワクチンは、免疫系が活性化されるとｍＲＮＡが入った細胞が一斉に殺されるんですよね。この仕組みっていうのは利用してはいけないんですよ。**本来なら異物をヒト細胞の内部で発現してはいけないと。そのルールを破ってるわけ**です。**それに加えてＤＮＡまで入ってる**ということで、もう一段激しい炎症が誘導されると。

ひとまずこれはストップしなければいけないわけですよ。ｍＲＮＡ型ワクチンに大きな問題があるわけですから、ひとまず全部ストップさせてですね、**製造法**もそうですし、**免疫抑制**の問題もそうですしね。もちろん**ＩｇＧ４が誘導されてしまったワクチンはもう失敗**なんですよ。だからそういうものをもう一度目の前に並べて、やるべきかどうかという判断をしないといけない。**私はやめるべきだと思います**。

この動画の収録時点でＤＮＡの混入を証明した研究者グループは２つでしたが、現在はさらに増えています。

〈参考資料〉

DNA汚染問題は複数の研究室で確認された

研究者	所属	ワクチン種別	解析方法	接種あたり導入されるDNA量（USA基準上限　10ng）	DNA/RNA比（EMA基準値　上限1/3030）
McKernan, K	Medicinal Genomics, USA	Pfizer Moderna	電気泳動	2250ng～3390ng	1/8～1/2
			蛍光光度計	312ng～843ng	1/47～1/8
			qPCR		1/161～1/43
Buckhaults, P. J.（配列の一致も確認）	サウスカロライナ大学 USA	Pfizer	qPCR	規制値10ng程度 ただし未精製サンプルのqPCRでの測定は過小評価されるため実際には大幅な基準超え	
Kirchner、J.O.	MMD ドイツ	不明	不明	830ng～3540ng	

この他に3グループがDNA汚染を確認済み

mRNAワクチンDNA汚染問題の最新情報

- カナダのオンタリオ州でも解析した全ロットでmRNAワクチンのDNA混入が確認された。（蛍光分析を使用すると、すべてのワクチンは、FDA と WHO が設定した残留 DNA のガイドラインである 10 ng/投与量を 188 ～ 509 倍上回っている）
- DNA混入量と有害事象との相関が示唆された。

OSF PREPRINTS
DNA fragments detected in monovalent and bivalent Pfizer/BioNTech and Moderna modRNA COVID-19 vaccines from Ontario, Canada: Exploratory dose response relationship with serious adverse events.

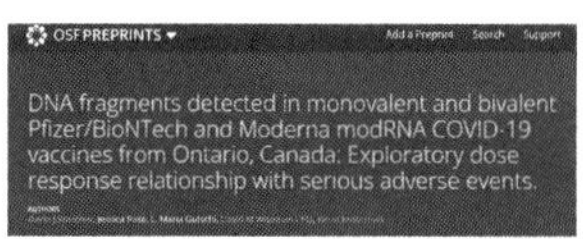

上のグラフは片対数であることに注意。左のファイザー8ロット中、6ロットはDNA汚染量が他の2ロットより10倍程度多い。汚染量が多いロットでは有害事象が多い傾向がある。

論文掲載のデータ

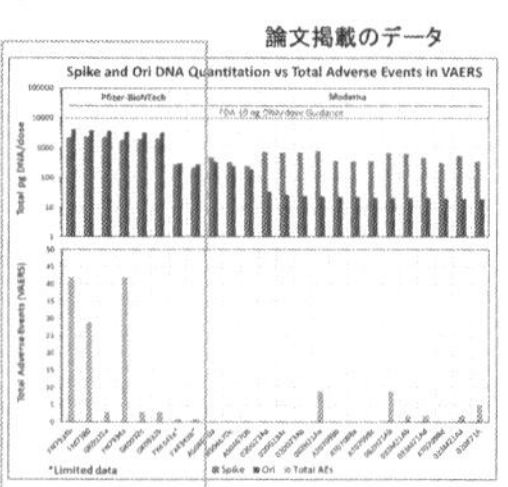

mRNAワクチンにDNAが混入しているとどうなるのか

- mRNAがゲノムDNAに組み込まれるためには細胞内でDNAに変換されることが必要（逆転写酵素による反応）
- DNAが混入していると逆転写反応が必要なく直接DNAに組み込まれる
- ヨーロッパ規制当局の規定ではDNA混入はRNAの0．033％以下にしなければならないとされている。
- 既に複数の研究者がヨーロッパ規制当局（EMA)の基準値を上回る量のDNAの混入を実験的に証明している

SV40プロモーターについて

- SV40プロモーター配列はプロモーター配列とエンハンサー配列の両方を含んでいる
- **エンハンサー機能を有する72塩基リピートは核にDNAを移行させる活性を持っている**（https://doi.org/10.1006%2Fexcr.1999.4716）
- 核移行配列をもつ転写制御因子と結合し核に移行する
- 72塩基のみでもエンハンサーとして機能する
- ゲノム上の発がん遺伝子周辺に組み込まれると遺伝子発現を活性化する

今回の最大の疑問はmRNA生産に全く関係のないSV40プロモーター配列をなぜ残したかのいうこと。Fail Safeの思想の真逆。断片化されたDNAは切れ目があったとしても細胞内で修復されゲノムに入る可能性が考えられる。

第7回対談について

今回の対談で紹介したｍＲＮＡワクチンのＤＮＡ汚染問題ですが、これはｍＲＮＡワクチンの致命的な問題であり、ワクチンの品質に大きな問題があることが明らかとなりました。また、この情報が広がる過程で明らかになったことは、ファイザーのｍＲＮＡワクチンでは臨床試験に用いられた製品と承認後大量に接種されたものとでは、製法が異なっていることが明らかになっています。というのは臨床試験用のｍＲＮＡワクチンでは、この対談で示したような方法で製造されておらず、ｍＲＮＡを合成する転写反応で用いられたＤＮＡが全く異なるものであることがわかっています。

ｍＲＮＡの合成反応を行うＤＮＡとしては臨床試験に用いられたものでは化学合成されたＤＮＡを使用してｍＲＮＡが合成されています。一方の実際に接種された製品では化学合成されたＤＮＡは用いず、この対談で示したような大腸菌を使用して遺伝子工学技術を用いて大腸菌で作成されたプラスミドＤＮＡが使用されています。大腸菌で製造されたプラスミドＤＮＡでは大腸菌由来の毒素であるエンドトキシンが混入するリスクがあります。一方の化学合成されたＤＮＡの製造では大腸菌は使用されておらず、エンドトキシンが混入するリスクはほとんど考えられません。

ｍＲＮＡワクチンは遺伝子医薬品とするのが正しい考え方です。遺伝子医薬品の臨床試験を行う場合には実際に承認後投与される製品と同じ製造法を使用することは必須要件です。いかに緊急承認とはいえ、臨床試験で使用されたｍＲＮＡワクチンと実際に使用されたワクチンとで異なる製造法のものが使用されるということはあってはならないことです。医療行政が正常に機能していれば、製造法が異なっているものが大勢の健常者に接種されたことがわかった時点で、接種はすぐに中止されなければならないことは言うまでもありません。

ｍＲＮＡワクチンを汚染しているＤＮＡの量は、複数の研究者の解析により規制当局の基準値を超えていることが既に示されています。製品の汚染基準を超えていることが明らかになった時点も接種を中止しなければならないタイミングです。今回のｍＲＮＡワクチンの薬害はこうして眺めてみると、起こるべくしておきた薬害ですが、最大の問題は既に多くの問題が顕在化していることです。副作用の発生のメカニズムが明らかになり、抗原のスパイクタンパク質に毒性があることが示され、さらには脂質ナノ粒子にも安全性の大きな懸念があることが明らかになっています。これらのことに加えて、基準値を超えるＤＮＡが混入していることは製品としては失格であり、このことだけでも接種中止の理由とされなければなりません。

日本の医薬品の審査プロセスは、度重なる薬害の反省の元に薬害の発生を未然に防ぐ仕組みが導入されています。今回、そのような仕組みが全く機能しなかったことは大きな問題です。既に厚労省には接種後の死亡者報告が２０００名を超えています。にもかかわらず接種は継続されている。日本人は有害な製品により虐殺されていると言っても言い過ぎではないでしょう。

免疫学者の警鐘　PART8

レプリコンワクチンとそのリスク

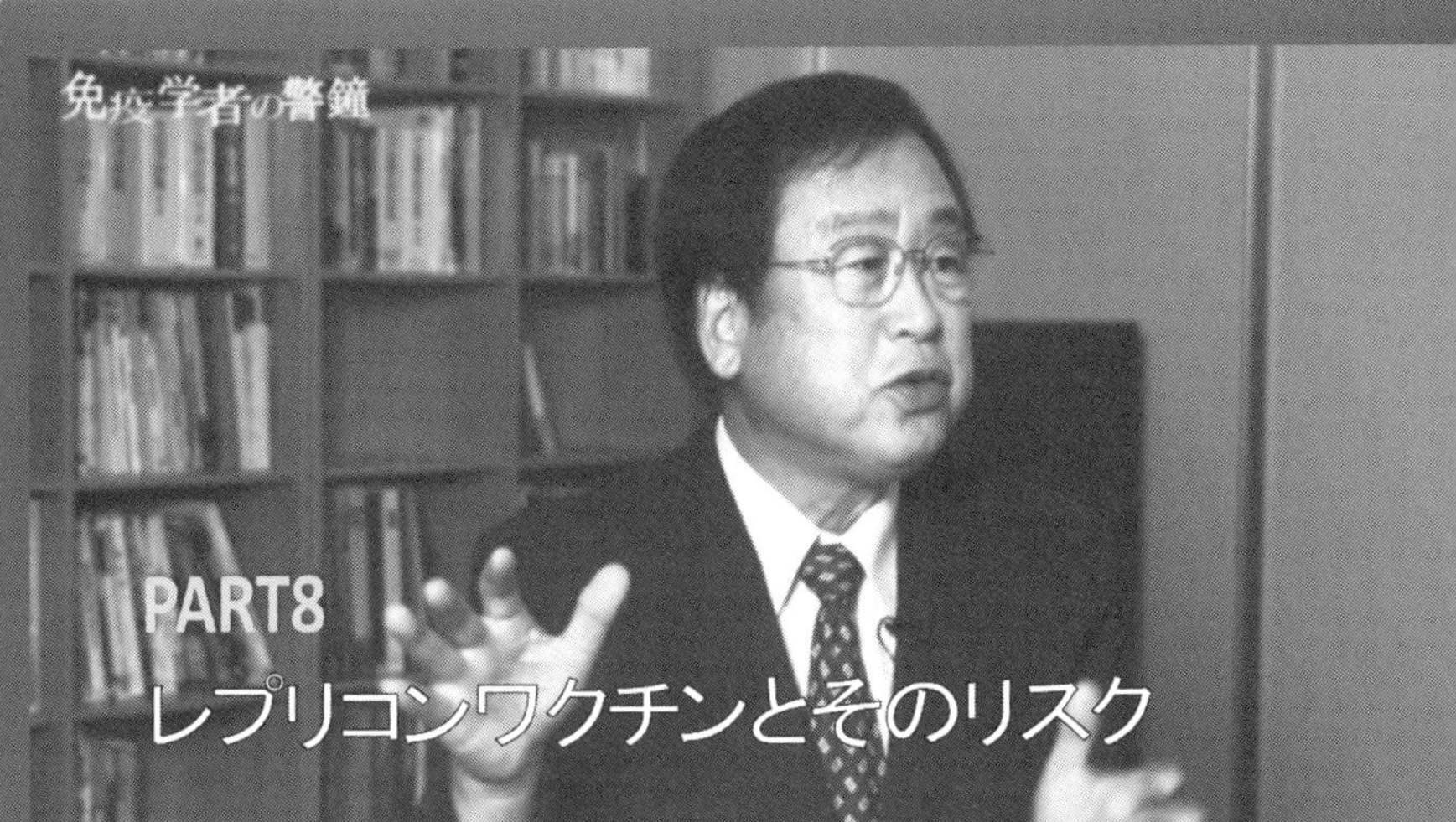

従来型のmRNAワクチンの根本的な問題が指摘される中で登場したレプリコンワクチン

- シュードウリジン化mRNAではなく修飾されていないmRNAを細胞に導入する
- 導入量を減らさないと炎症が起きてタンパク質ができなくなる
- そこででてきたのがmRNAに自己複製能力を与えたもの
- 20年間失敗の連続だったものを日本が世界にさきがけて承認した
- Nature の12月14日号の記事によると

「針の穴に糸を通すような技術。量の調整が重要で多すぎても失敗する、少なすぎても失敗する」

- 我が国でもヒトでの実用化の結果を世界が見守る流れとなっている

8-1

第8回対談のテーマはレプリコンワクチンです。この章では、レプリコンワクチンについてスライドを使用して詳しく説明したいと思います。

ＤＮＡ混入事件の裏で重大なイベントが進んでいます。ｍＲＮＡ型ワクチンの製造プロセスに大きな疑問が出てきているにもかかわらず、さらに危険と思われる製品が昨年の11月に承認されました。

昨年の11月に我が国で承認されたのは、レプリコンワクチンと呼ばれる新しいタイプのｍＲＮＡワクチンです。ＤＮＡがｍＲＮＡワクチンに混入していることは既に紹介しましたが、ＤＮＡ混入の根本的な原因はｍＲＮＡの合成時に通常のウリジンではなくシュードウリジンを使用していることが原因です。

今回のｍＲＮＡワクチンではスパイクタンパク質の遺伝子の配列を改変しています。アミノ酸配列の変化はごくわずかですが、ｍＲＮＡの配列を大幅に変更しています。一言で言うならば、塩基が４種類あるうち、ＣとＧの割合を極端に高めていることです。

ＤＮＡを構成する塩基はＡ、Ｔ、Ｃ、Ｇですが、この４種類の中ではＡとＴ、そしてＣとＧが結合します。ＤＮＡは二重らせん構造をとっていますが、二つのＤＮＡ鎖は塩基どうしの水素結合によって結合して二重鎖を構成しています。この時に二重鎖を形成するルールは、片方の鎖のＡに対してはもう一つの鎖はＴで結合するというものです。片方の鎖がＣであれば、もう一つの鎖はＧになります。この時ＡとＴの結合よりもＧとＣの結合の方が強いためＣとＧの割合が増えるほど二本のＤＮＡ鎖は強固に結合します。このような二重鎖構造のＤＮＡのそれぞれの鎖どうしの結合をさらに強化するのが、修飾塩基を使用した場合です。ＲＮＡを構成する塩基は、Ａ、Ｃ、Ｇ、Ｕです。つまりＤＮＡのＴの代わりにＵが使用されます。

ファイザーやモデルナのｍＲＮＡワクチンではＵ（ウリジン）の代わりにシュードウリジンが使用されています。これはウリジンにメチル基を導入したものです。ウリジンをシュードウリジンに変換することの最大のメリットは、通常のウリジンで合成されたＲＮＡを細胞に導入した時に、細胞は外来のＲＮＡが細胞に侵入したと判断してしまい、炎症が誘導され、ＲＮＡが導入された細胞ではタンパク質の合成が低下し、さらに、ＲＮＡが導入された細胞は免疫システムで除去されます。このような反応はウリジンの代わりにシュードウリジン（メチル化したウリジン）を使用することで避けることができます。

２０２３年のノーベル医学生理学賞は、シュードウリジンを用いたｍＲＮＡワクチン技術に授与されました。しかし、ウリジンの代わりにシュードウリジンを用いることは思いがけない問題を引き起こしました。それがｍＲＮＡワクチンがＤＮＡで汚染されるという問題です。シュードウリジンを使用して合成されたｍＲＮＡはＤＮＡに強固にからみつき、ＤＮＡ分解酵素の反応を妨げます。そのためＤＮＡ分解酵素は十分機能できず、大量の長短さまざまなＤＮＡ断片が生じてしまい、これらのＤＮＡ断片は脂質ナノ粒子にくるまれて接種され、ｍＲＮＡとともに細胞内に届けられます。ＤＮＡ断片はゲノムにとりこまれて遺伝子に挿入突然変異というタイプの突然変異をおこし、癌化の原因になるものと考えられています。

このように従来の方法で製造されたｍＲＮＡワクチンにＤＮＡが混じってしまうという問題がありますので、これを回避しようという試みが行われました。それがレプリコンワクチンです。通常のＲＮＡを細胞に導入すると炎症反応を誘導してしまい、タンパク質の合成がうまくいきません。それならば、細胞に導入するＲＮＡの量を減らせばいいのではというのがレプリコンワクチン開発の出発点です。ただし、ＲＮＡの量を減らすとＲＮＡがすぐ分解されるという問題が生じます。ＲＮＡがシュードウリジンではないため細胞内のｍＲＮＡ同様にすぐ分解されてしまうわけです。そこで考えたのが、ｍＲＮＡが増殖できるようにするということです。少量のＲＮＡを細胞に導入しても、そのＲＮＡが細胞内で増えることができれば結果としてタンパク質がたくさん合成されるのではと考えたのです。

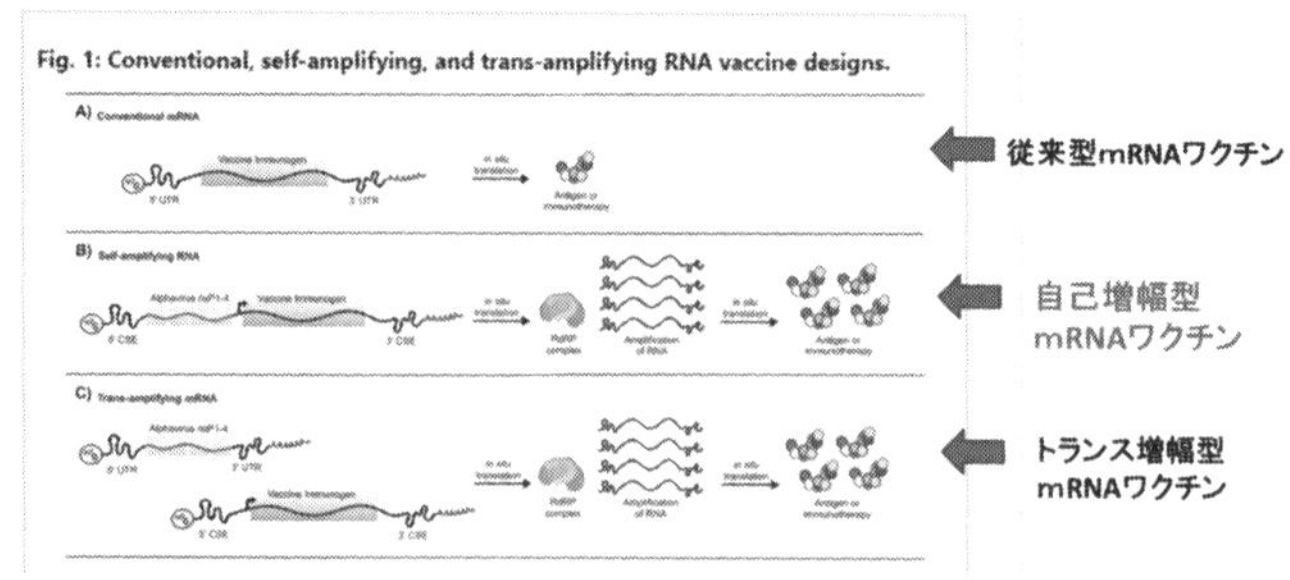
Fig. 1: Conventional, self-amplifying, and trans-amplifying RNA vaccine designs.
従来型mRNAワクチン
自己増幅型
mRNAワクチン
トランス増幅型
mRNAワクチン

8-2

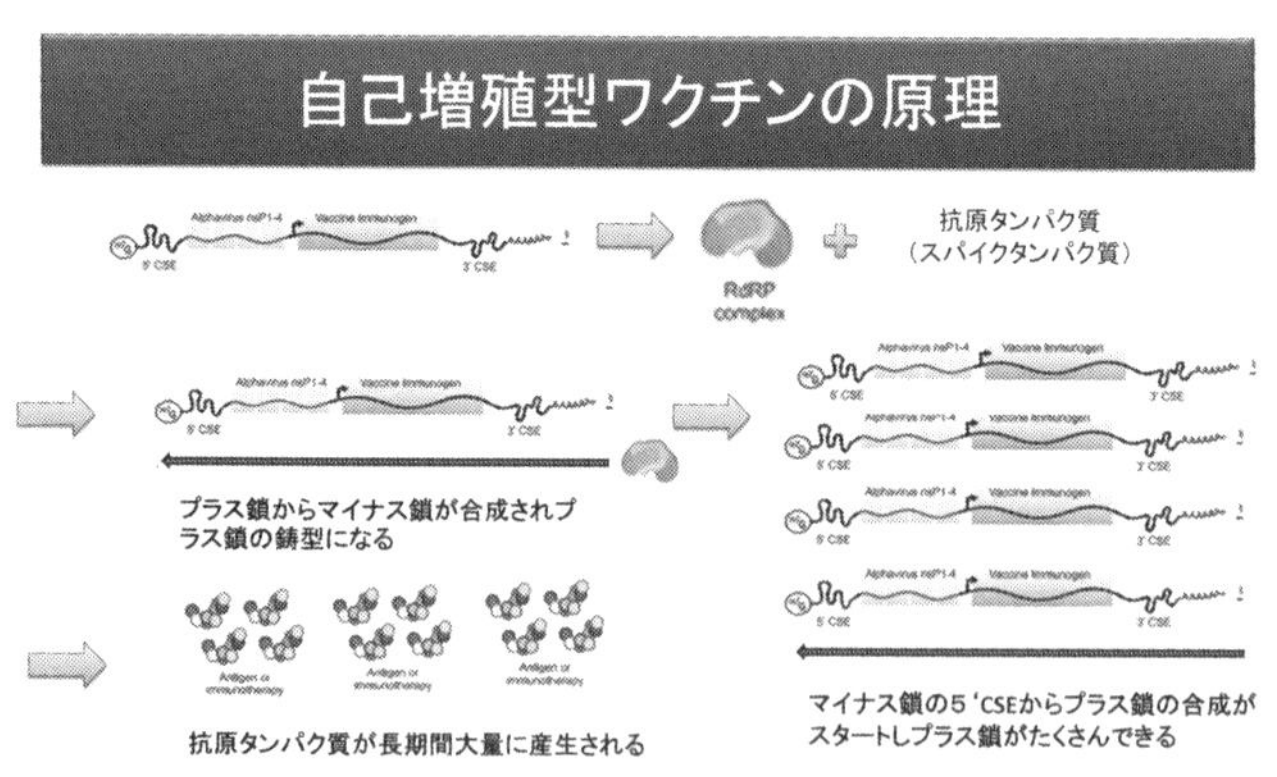
自己増殖型ワクチンの原理
抗原タンパク質
（スパイクタンパク質）
RdRP
complex
プラス鎖からマイナス鎖が合成されプ
ラス鎖の鋳型になる
抗原タンパク質が長期間大量に産生される
マイナス鎖の5 'CSEからプラス鎖の合成が
スタートしプラス鎖がたくさんできる

8-3

この図（8–3）は自己増殖型ｍＲＮＡワクチン、またの名のレプリコンワクチンが増える仕組みを示しています。ポイントは、二つのｍＲＮＡを連結して一分子のｍＲＮＡにすることと、ＲＮＡからＲＮＡを合成する際に必要な塩基配列を導入しておくことです。レプリコンワクチンのｍＲＮＡがどのような構造をしているかを示したのが次の図です（8–4）。レプリコンワクチンのｍＲＮＡに両端にはＣＳＥという配列が存在し、さらに抗原遺伝子（vaccine immunogen）の付近にはサブゲノムプロモーターという配列が存在しています。これらの配列が存在することで、ｍＲＮＡ自身も効率よく複製されるとともに抗原遺伝子のｍＲＮＡもたくさん産生されます。

このような仕組みによって、少ない量のＲＮＡしか導入しなくても細胞内でたくさんの抗原タンパク質が合成されるわけです。合成されたＲＮＡは分解されますが、分解されるよりもたくさんのＲＮＡを合成すればいいのです。RdRp complex と図に書かれているのがＲＮＡからＲＮＡを合成する酵素です。この後紹介するアークチュラス社のレプリコンワクチンではアルファウイルスの一種であるベネズエラ馬脳炎ウイルスのＲＮＡ合成酵素が用いられてます。ヒト細胞内にはＲＮＡからＲＮＡを合成す

プロモーター（RNAの合成開始点）が3つあるため
抗原遺伝子も増幅されるが全体も増幅される

サブゲノムプロモーター
抗原遺伝子のmRNAを大量合成するために必要な配列

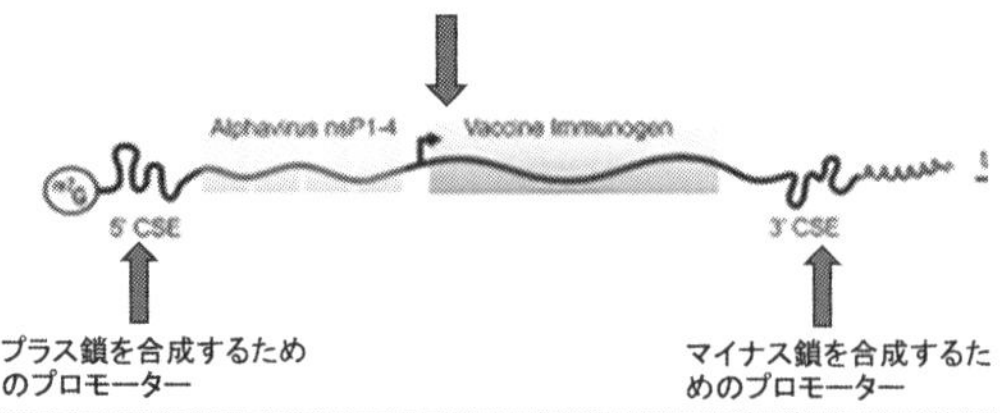

ベネズエラ馬脳炎ウイルス（アルファウイルス）のRNA依存的RNA合成酵素は
RNAからRNAを効率よく合成する

8-4

る酵素は存在しないためスパイク遺伝子と一緒に細胞にＲＮＡ合成酵素の遺伝子を導入する必要があるのです。

レプリコンワクチンですが、多くの企業が永年にわたって開発を試みてきました。しかしながら、これまでは正式に使用が承認された例はほとんどありませんでした。インドで緊急承認されたケースはあるようですが、効果が不十分なためか実際に使用されるには至らなかったようです。このような状況において世界で初めて正式に承認されたのが明治製菓ファルマのレプリコンワクチンです。この会社は、アメリカのアークチュラス社からレプリコンワクチンを導入しました。このワクチンはARCT-154というものです。アメリカで開発されたものがベトナムで臨床試験が行われ、次いで日本でも小規模な臨床試験が実施され承認申請が行われ、２０２３年の11月に厚労省が承認しました。

明治製菓ファルマが提出した臨床試験報告書にもとづいてＰＭＤＡが審査を行い承認されました。審査報告書のポイントを示したのが次のスライドです（８‐５）。ファイザーとモデルナのｍＲＮＡワクチンは既に膨大な数の健康被害を世界中で生み出しています。これらの従来型のｍＲＮＡワクチンは決して成功したワクチンとは言えず世界規模の大薬害を生みだしてしまったといえるでしょう、これらの先行するものと比べて非劣性、つまり劣っていないというのが審査委員会の結論でした。先行する製品と比べて劣っていないということは同様の副作用が発生することを意味します。

わかりやすく説明すると、スパイクタンパク質という毒性の高いタンパク質の遺伝子を細胞内で発現するｍＲＮＡワクチンが世界中で接種され、スパイクタンパク質に対する抗体は効率よく誘導されるのですが、多くの健康被害を生み出し、また抗原原

明治製菓ファルマ・レプリコンワクチンの特徴

- 臨床試験でのキーワードは「非劣性」
  - 先行したファイザーのmRNAワクチンと比べて劣っている点はないということ
- 誘導される中和抗体レベルは同程度であり副作用も同程度
  - 非常に多くの問題を生み出しているmRNAワクチンと同程度の副作用が出現
  - 接種量を減らせるメリットは感じられない
- 実施されていない試験
  - 遺伝毒性試験
  - がん原性試験
  - 個体間伝播の試験

8-5

罪という現象により武漢型スパイクタンパク質に対する抗体しか誘導できない体になってしまい、今後の追加接種は効果がなくなってしまいました。

この現状を無視して、**スパイクタンパク質の毒性を除去する努力も行わず、スパイクタンパク質のmRNAが細胞内で複製できる形で接種する**というのが今回のレプリコンワクチンです。失敗したものと比べて劣っていないということで承認することに科学的な根拠はないと言えるでしょう。副作用も従来型のmRNAワクチンと同程度に発生し、mRNAの量を減らしたことのメリットは全くありません。誘導される抗体は、抗原が持続的に供給されるためIgG4化します。新型コロナウイルス以外のワクチンの研究開発の歴史においてはIgG4抗体を誘導するワクチンは失敗作の烙印を押されて市場に出ることはありませんでした。

ｍＲＮＡワクチンはヒトの細胞内に遺伝子を導入する仕組みなので、本来はワクチンというよりも遺伝子医薬品と位置付けられるべきものです。ところがワクチンと分類されたことにより、遺伝毒性試験や癌原性試験は行われていません。ＩｇＧ４を誘導することは腫瘍免疫の低下につながりますので、解析を行えば癌の発生確率は高くなっているはずですが、マウスやラットは寿命が短いこともあり、ヒトのＩｇＧ４のように明確な非炎症誘導性抗体の存在は知られていません。そのため、癌原性の実験はマウスでの結果とヒトでの結果は異なったものとなるため、サルを用いた解析が必要になるのですが、この実験は全く行われていません。

レプリコンワクチンは細胞に導入された後で自己複製を行います。要はどんどん複製して増殖していきます。レプリコンワクチンを構成するのはＲＮＡ合成酵素と抗原のスパイクタンパク質です。細胞内でレプリコンが増えた後でどうなるかを考えてみたいと思います。承認されたレプリコンワクチンは二つの遺伝子を持っています。一つはRNA合成酵素の遺伝子ですが、もう一つは全長のスパイクタンパク質です。二つの遺伝子を持つRNAが細胞内で複製されますが、**細胞はエクソソームという微細な粒子を細胞外に放出する性質を持っています**。エクソソームは細胞の大きさよりもずっと小さく、その中にはmRNAが含まれることがわかっています。エクソソームは血液中に放出された後でほかの細胞に接触すると接触した細胞に取り込まれます。これはエンドサイトーシスというメカニズムによるものです。

エクソソームにはmRNAの他に遺伝子発現をコントロールする働きを持つマイクロRNAやタンパク質も含まれることがわかっています。細胞間の情報のやり取りを行う上でエクソソームは重要な役割を担っているというのが最近の主流の学説となっています。エクソソームは細胞を培養した上清液にも大量に含まれており、幹細胞培養上清液は美容医学の分野などで使用されています。エクソソームは血液中に細胞から放出されますが、汗、唾液、母乳、呼気からも検出されます。レプリコンワクチン接種者の呼気からレプリコンmRNAを含むエクソソームが放出されて、その呼気を吸った人の呼吸器の粘膜細胞でレプリコンが増え始め、レプリコンにより心ならずも

レプリコンワクチン：実質的には世界初承認

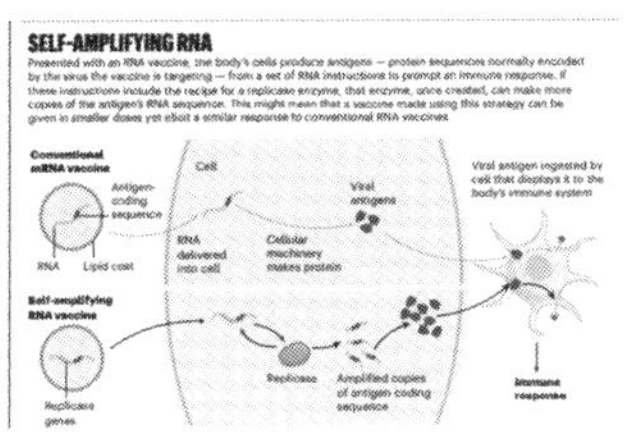

- 明治製菓ファルマが導入して国内の臨床試験を行ったアークチュラス社のARCT-154が11月27日に承認された。
- スパイク抗原の他にRNA複製酵素（レプリカーゼ）遺伝子を連結したmRNAを細胞にLNPで導入する
- mRNAが複製して増えるため少量投与でも抗体誘導ができる

模式図ではスパイクのmRNAだけが増えるように描かれているが実際にはレプリカーゼを含む全体が複製される。エクソソームに包含されて細胞から細胞に広がっていく。ブレーキのないワクチン。

8-6

免疫されてしまうという可能性は否定できません。このような人から人への伝播が予想されますが、明治製菓ファルマのレプリコンワクチンでは、もう一つの人から人への伝播の可能性が考えられます。

明治製菓ファルマのレプリコンワクチンは今年、２０２４年の10月に接種が開始される見込みですが、その際のスパイクタンパク質の遺伝子は武漢型ウイルスのスパイクタンパク質のものではなく、塩基配列が設計されるであろう２０２４年の春から夏ごろに感染拡大している変異型のスパイクタンパク質の遺伝子が選択されることでしょう。武漢型のウイルスと、最近、感染拡大しているオミクロン由来の変異型ウイルスのスパイクタンパク質には大きな相違があります。一つは細胞の受容体であるＡＣＥ２への結合力が強化されているということと、感染できる宿主の動物の種類です。武漢型ではウイルスが感染できるのは、ヒトとハムスターでした。しかし、オミクロン型では宿主の範囲が格段に広がり、マウスやラット、イヌやネコまで感染可能になっています。北米では野生のシカにまで感染が拡大しています。

スパイクタンパク質はコロナウイルスの表面に突起状で存在しています。スパイクタンパク質には膜タンパク質の性質があるためウイルスの外部に面した膜に林立するように局在します。エクソソームも細胞膜と同じ構造の膜にくるまれていますので、**レプリコンワクチンが導入された細胞では産生されたスパイクタンパク質がエクソソームの膜に林立することは確実**です。オミクロン変異型以降の変異型では、スパイクタンパク質は広範な宿主のＡＣＥ２受容体に結合できて細胞内に取り込まれるでしょう。単なるエクソソームで個体間で伝播するよりもスパイクタンパク質がエクソソームの膜に林立した構造の方が細胞に取り込まれやすくなると考えられます。エクソソームの内部にはレプリコンｍＲＮＡが含まれるでしょうが、ウイルスでは一個のウイルス粒子当たりＲＮＡは一分子ですが、エクソソームの場合にはエクソソーム粒子一個あたり一分子とは限らないでしょう。さらにエクソソームの膜上にはスパイクタンパク質が並ぶわけです。**これは、ほとんどウイルスと同じです。**

レプリコンワクチンは従来型のｍＲＮＡワクチンよりも安全だと発言する研究者もいますが、これらのことを考えるとそのようなことはなく、**スパイクタンパク質という毒素の遺伝子を人から人へと伝播させる可能性のある、より危険なワクチンであるとする見方が正しい**と私は考えます。有毒な遺伝子を細胞内で発現する危険な遺伝子医薬品、それも人から人への伝播の可能性があるものを実用化するのは間違いです。さらにオミクロン変異型以降のスパイクタンパク質は多様な哺乳類のＡＣＥ２受容体に結合できるため、一度接種を始めるとイヌやネコ、そして野生動物にまで伝播が拡大し取り返しのつかない事態になることが想定されます。蚊を介した感染拡大も懸念されます。レプリコンワクチンは決して実用化すべきではないというのが私の結論です。

本書のまとめ

最後に、新型コロナウイルスのパンデミックについて、これまでの3年間を総括してみたいと思います。日本では2020年初頭から新型コロナウイルスの感染がスタートしましたが、最初に問題にしたいのは、このウイルス疾患に対して適切な対応が取られたのかについてです。2020年の状況を振り返ってみましょう。ワクチン接種ですが、2020年は日本では行われなかったのですが、感染者・死亡者共に世界的な水準と比べると飛躍的に少なかったことを動画で紹介しました。中国などで行われた強制力を伴うロックダウンは行われなかったにもかかわらず、国民の多くは外出を控え、リモートで勤務するケースが増えて都内の通勤ラッシュは消え失せました。また、2020年の3月末には当時の安倍総理大臣の号令のもとに小中高校が一斉に休校することとなりました。東京オリンピックは2021年に延期され、無観客での開催となりました。自発的なロックダウンが自粛の名のもとに行われ、2020年から2022年まで日本国内に自粛の嵐が吹き荒れました。一方で、日本の自粛のレベルは諸外国と比べるといい加減でした。法的に強要されたわけではなく、自発的に行われました。

2021年からはmRNAワクチンの接種キャンペーンが実施されましたが、新しい免疫の仕組みを採用したワクチンを、新たな免疫誘導法であるという自覚を多くの国民は持たずに、80%以上の国民が接種するに至りました。思い出すのは、2020年の初夏にわれわれが実施したボランティアの方たちの血液中の抗体解析です。この解析においては、抗体のレベルは低いながらも80%程度の人には新型コロナウイルスのヌクレオキャプシドタンパク質に対して反応する抗体を有していることが観察され、この知見は翌年、理化学研究所が別の方法で再現しました。簡潔にまとめると、日本人の多くには従来型のヒトコロナウイルスの免疫記憶が存在し、それが日本の感染者数も死者数も欧米と比べると格段に少なかったことを説明する要因の一つであることが示唆されていたわけです。何もしなければ日本人のほとんどが新型コロナウイルスに感染し、ウイルス感染による集団免疫に達したことでしょう。

デルタ型までは、このウイルスの致死率はインフルエンザウイルスよりもかなり高いと考えられていましたが、この点についても再検討が必要です。なぜならば、新型コロナウイルス感染症と関係のない死亡例までもが、死後にＰＣＲ検査を行い、陽性になればすべてコロナ死にするという摩訶不思議なルールが医療界に広くいきわたっていたからです。ＰＣＲ検査の問題は今回、紹介した動画ではコメントしませんでしたが、この実施方法にも大きな問題がありました。ＰＣＲ法ではサイクル数、つまり増幅反応の回数を増やせば増やすほど少ない量のウイルスでも陽性になってしまいます。我が国では45サイクルもＰＣＲ反応を行っており、例えば一個のウイルス粒子が検体に含まれていれば陽性になってしまいます。ウイルス感染者が少なく、まれにしか感染者がいなければまだいいのですが、ある程度感染拡大が進むと街中に感染者がいることとなり、しかも、このウイルスはエアロゾル感染しますので、感染に至らなくてもたまたまウイルス粒子を吸い込んでしまい、のどの粘膜に数個のウイルス粒子が張り付いているということは、十分考えられることです。最近はＰＣＲ検査を行わなくなりましたが、その理由の一つは、世界一ともいえる感染拡大状態の日本で下手にＰＣＲ検査を行うとみんな陽性になってしまうためです。必要以上に高感度なＰＣ

R検査により感染者数は水増しされ、死亡率も実態よりかなり高く見積もられていたことが最近指摘されるようになっています。

知名度の高い芸能人が新型コロナによる肺炎で死亡するとマスメディアは大きく報道し、人々の恐怖心をあおりました。科学的に真の致死率を見直す時期に来ていると思います。今回の新型コロナウイルスパンデミックでは明らかに一つの方向に情報が操作され、ｍＲＮＡワクチンを接種することが無条件に正しいとされました。その意味では、今回の動画シリーズは、従来の流れと全く異なる方向に主張を展開していますが、この動画で紹介した内容は欧米ではデファクトスタンダードになりつつあります。

今後、警戒すべきは、80％を超える国民がｍＲＮＡワクチンを接種して武漢型SARS-CoV-2のスパイクタンパク質に対する抗体をもってしまったことです。スパイクタンパク質は新型コロナウイルスを構成するタンパク質の中でも最も突然変異が起きやすいことが知られています。多様な突然変異が生じるスパイクタンパク質を抗原として抗体を誘導してしまったことが、大きな問題を生み出す原因となることを懸念しています。この原稿を書いている時点で感染拡大しているのはJN.1という変異型ですが、この変異型に対しては武漢型スパイクタンパク質で誘導した抗体は効果が極めて低いことが明らかになっています。感染拡大しているウイルスに結合はできるものの、その結合力は弱まっており、ウイルスが細胞に感染することを防げなくなっています。このことは抗体の中和能力を測定することで調べることができますが、すでに、このような実験はいくつかの研究室で行われ、JN.1変異型に対しては、ワクチン接種で誘導された抗体は中和活性が低くなっていることがわかっています。

抗体の中和活性がほとんどなくなっていますから、ウイルスが体内に入ってきてもウイルスの感染を抑制することはできず、ウイルスは増殖し血液中のウイルス粒子は増えていき、それにIgG抗体が結合します。ウイルスにIgG抗体が結合したものが血液中で増えていくというのは別の問題を生み出していきます。IgG抗体には二つの機能があります。一つは抗原に結合する機能と、もう一つはFc機能と呼ばれるもので、多くの免疫系の細胞が持っているFc受容体に結合する能力です。抗体に覆われたウイルスは免疫系の細胞に取り込まれるようになっていきます。取り込まれたウイルスがこれらの細胞で増えることができなければ大きな問題にはならないのですが、このウイルスはヘルパーT細胞という、免疫システムでは重要な機能を持つ細胞に感染して、アポトーシス、細胞の自殺を誘導することがわかっています。このような現象を防ぐために重要なのは細胞性免疫という機能です。キラーT細胞がこれまでの感染で訓練されていれば、このような現象を防ぐことが可能です。

ｍＲＮＡワクチンは免疫抑制効果があることがわかっていますので、重要なことは今後、ｍＲＮＡワクチンを接種しないことです。接種しない期間が長くなれば免疫抑制は解消されていくと考えられています。接種をやめて長い期間が経過した後に、新型コロナウイルスに感染すれば、細胞性免疫ができるものと想定されています。１回の感染では無理かもしれませんが、２回３回感染すれば、細胞性免疫が誘導され、新型コロナウイルスの感染を恐れる必要がなくなっていくでしょう。

我が国が新型コロナウイルスパンデミックから脱出していくために最も重要なことは、これ以上ワクチン接種を行わないことです。この書籍を読まれる方にはワクチン接種をしていない人も接種した人もおいでになると思います。これまでに何回接種しようと、重要なことは今後、絶対接種しないことです。人体を構成する細胞にはターンオーバーがあります。脳細胞・神経細胞・心筋細胞のようにほとんど入れ替わりがない細胞もありますが、ほかの細胞は入れ替わります。目安としては1年という数字があると思います。接種しない期間を1年以上あけた後で感染すれば、細胞性免疫が誘導されると考えており、これは今後実証していきたいと思います。

この書籍が皆様に正しい知識を届けることに貢献できて、新型コロナウイルスのパンデミックが1日でも早く収束することを願って結びの言葉にしたいと思います。

動画の文字起こしは「こーじ」(happy ruler)さんが行ったものを参考にしました。この文字起こしは非常に良くできていて大変助かりました。また動画の二次元バーコードは藤川賢治博士が作成しました。この二人の方に心より感謝いたします。

村上康文（むらかみ・やすふみ）
東京理科大学名誉教授。専門は創薬科学、分子生物学、免疫医学。1955年生まれ。東京大学薬学部卒業。東京大学大学院薬学系研究科博士課程修了（薬学博士）。アルバータアインシュタイン医科大学・スローンケタリング記念がん研究センター（米国ニューヨーク）・理化学研究所を経て1999年東京理科大学基礎工学部生物工学科教授。スローンケタリング記念がん研究センターでの腫瘍ウイルス研究以来、治療標的分子の探索、抗体の作成法の開発、抗体医薬の研究開発を一貫して実施。約700種類の研究試薬用抗体をはじめとして、診断用抗体・治療用抗体の分野において世界トップレベルの実績を持つ。著書に『分子細胞生物学事典』（医学評論）、『ゲノム解析は何をもたらすか』（東京化学同人）など。

山路 徹（やまじ・とおる）
ジャーナリスト、APF通信社代表。1961年生まれ。TBS、テレビ朝日系制作会社を経て、1992年に日本初の独立系ニュースプロダクション「APF通信社」を設立。ボスニア、ソマリア、カンボジア、アフガニスタン、ミャンマー、そのほか中東地域など世界の紛争地域を取材し、NHKや民放で放送してきた。近年は民放報道番組の制作に携わり、社会問題や災害取材に取り組んでいる。TBS「サラエボ旅行案内」ギャラクシー優秀賞、テレビ朝日「桶川女子大生ストーカー殺害事件」テレビ朝日社長賞ほか。YouTubeチャンネル「山路徹YouTubeチャンネル」、「HGA48犬猫ニュースチャンネル」運営。著書に『「正義」という名の虐殺』『真実の紛争地帯』『命の対価』（ともにフットワーク出版社）、『ゴン太ごめんね、もう大丈夫だよ！』（光文社）など。

今だから分かる、コロナワクチンの真実——世界の実態と日本の現実

2024年5月15日　初版第1刷発行

著者 ——村上康文／山路 徹
発行者 —平田　勝
発行 ——花伝社
発売 ——共栄書房
〒101-0065　東京都千代田区西神田2-5-11出版輸送ビル2F
電話　03-3263-3813
FAX　03-3239-8272
E-mail　info@kadensha.net
URL　https://www.kadensha.net
振替 ——00140-6-59661
装幀 ——黒瀬章夫（ナカグログラフ）
印刷・製本—中央精版印刷株式会社

ISBN978-4-7634-2115-9 C0047